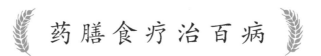

药膳食疗治百病

妇科疾病食疗药膳

主 编 魏 辉

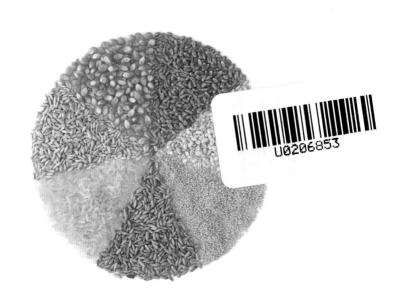

中国医药科技出版社

内 容 提 要

　　药膳是药材与食材相配而做成的美食。药膳食疗是取食物之味与药材之性，以达到养生保健之功。本书介绍了药膳的基本概况，妇科疾病的致病特点、病因病机及治疗治则等，重点介绍了防治妇科疾病的药膳常用药材及药膳食疗方。读者可依据自身情况，灵活选择。本书适合于妇科疾病患者或者注重养生保健的女性读者阅读，对于从事妇科专业的工作者也有很好的参考价值。

图书在版编目（CIP）数据

　　妇科疾病食疗药膳 / 魏辉主编 . —— 北京：中国医药科技出版社，2018.3
（2024.9重印）

　　（药膳食疗治百病）

　　ISBN 978-7-5067-9986-7

　　Ⅰ . ①妇…　Ⅱ . ①魏…　Ⅲ . ①妇科病 – 食物疗法 – 食谱　Ⅳ . ① R247.1
② TS972.164

　　中国版本图书馆 CIP 数据核字（2018）第 028135 号

美术编辑　陈君杞

版式设计　南博文化

出版　中国医药科技出版社

地址　北京市海淀区文慧园北路甲 22 号

邮编　100082

电话　发行：010-62227427　邮购：010-62236938

网址　www.cmstp.com

规格　710 × 1000mm　$^{1}/_{16}$

印张　11

字数　162 千字

版次　2018 年 3 月第 1 版

印次　2024 年 9 月第 2 次印刷

印刷　北京盛通印刷股份有限公司

经销　全国各地新华书店

书号　ISBN 978-7-5067-9986-7

定价　32.00 元

编委会

主　　编　魏　辉

副 主 编　余志坚

编　　委　（以姓氏笔画为序）

　　　　　刘　怡　刘兰宁　陈兴兴

　　　　　陈景良　钟　东　袁立霞

　　　　　潘志强

药膳发源于我国传统中医药文化和烹饪饮食文化，它是在中医药理论的指导下，将中药与适宜的食物相配伍，经加工烹制而成的膳食，可以"寓医于食"，使"药借食味，食助药性"，在人类的养生保健、防病治病史上起到了重要的作用。药膳具有悠久的历史和广泛的群众基础，随着社会的发展，人们更加崇尚自然，注重养生康复，因此，取材天然、防治兼备的中医药膳将会受到越来越多人的关注。

药膳的产生和发展是以中医理论体系为基础，中医认为"阴阳失衡，百病始生"，人体的衰弱失健或疾病的发生发展皆与阴阳失调有着重要关系。如何调整阴阳失调，张景岳有云："欲救其偏，则惟气味之偏者能之。"食物与药物一样，皆有形、色、气、味、质等特性，或补或泻，都是协调阴阳，以平为期，通过补虚扶弱，调整脏腑气机或祛病除邪，消除病因来防病治病、强身益寿。同时药膳还应当遵循因人、因地、因时、因病而异的原则，所谓得当则为宜，失当则为忌，做到"审因用膳"和"辨证用膳"，即要注意考虑年龄、体质、健康状况、患病性质、季节时令、地理环境等多方面因素，并配合优质的原料和科学的烹制方法，方能发挥药膳的治病和保健作用。

本书以妇科疾病的药膳调养为主要内容，分为四个部分，第一部分简要介绍药膳的基本概况，如起源与发展、特点、分类、应用原则、制作方法及注意事项等。第二部分简述了妇科疾病的致病特点、病因病机及治疗治则等，尤其提示了中医对该病症的治疗方法。第三部分介绍了妇科疾病食疗药膳常用药材的来源、性味归经、功能主治、选购提示及注意事项。第四部分精心选择了取材方便而确有效果的食疗方，详细介绍了其配方、功效、制法、食法。读者可依据自身情况，灵活选择。

作者在编写本书过程中，参阅了诸多著作，未能全部一一列出，谨此对相关专家表示衷心的感谢。本书融科学性和实用性为一体，内容丰富，希望能成为珍惜生命、崇尚健康、热爱生活者的良师益友。但需强调的是食治不能代替药治，患病者还应当及时就医，以免贻误病情。

限于水平、时间和精力，如有疏漏不足之处，恳请同行专家及广大读者不吝赐教与指正。

编者

2017年12月

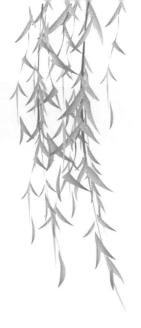

目录

妇科疾病

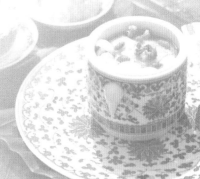

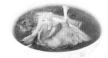

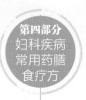
第四部分
妇科疾病
常用药膳
食疗方

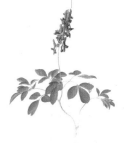

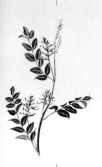
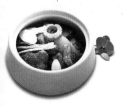

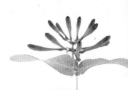

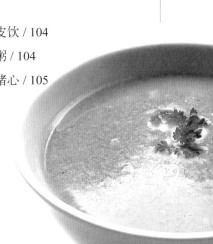

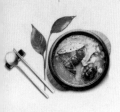

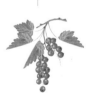

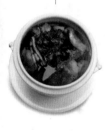

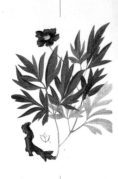

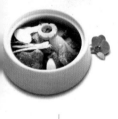

药膳，既是中国传统医学的一种治疗方法，也是中华民族独具特色的饮食形式之一。药膳文化历史悠久，源远流长，为人类的健康长寿作出了积极的贡献。近年来，随着人们对绿色生活的推崇，味道宜人、营养丰富、能够防病治病的药膳得到了越来越多人的青睐，一股药膳热潮已经兴起。作为民族医学和传统饮食完美结合的产物，药膳这一带有中国古老而神秘色彩的东方文化，正在走出国门，迈向世界。今天，就让我们揭开药膳的神秘面纱，去探寻其中的奥妙。

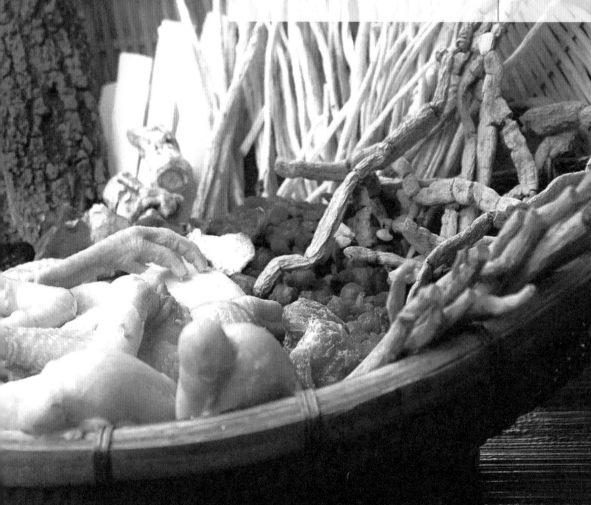

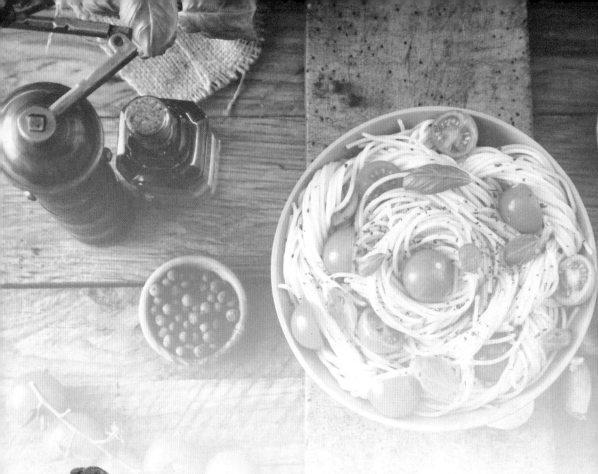

什么是药膳

　　提到药膳，许多人不禁要问，何谓"药膳"？药膳是药物还是食物？其实药膳并不是简单的中药加食物，它是在传统中医药"辨证论治"理论的指导下，将中药与某些具有药用价值的食物相配伍，经加工烹制而成的具有一定色、香、味、形、养的菜肴、汤汁、羹糊、糕点等食品。药膳可以"寓医于食"，即既取药物之性，又取食物之味，"药借食力，食助药威"，二者相辅相成、相互协调，服用后，既可获得丰富的营养，又可养生保健、防病治病、延年益寿，是具有保健和治疗双重效果的药用食品。

　　由此可见，药膳是一种兼有药物功效和食品美味的特殊食品，是中医传统"药食同源"理论的最好体现，也有许多书籍直接将"药膳"称之为"食治""食养""食疗""食药"。说明药膳可以使食用者在享受美食的同时，又使其身体得到滋补，疾病得到治疗。所以中国传统药膳的制作和应用，不仅仅是一门学问，更可以说是一门艺术。

　　现代药膳充分总结和应用了古人的宝贵经验，同时吸取了现代养生学、

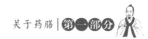

营养学、烹饪学的研究成果，正逐步向理论化、系统化、标准化、多样化、世界化的方向发展，食用方式也由传统的菜肴饮食汤品类发展为新型饮料类、冲剂类、胶囊类、浓缩剂类、罐头类、蜜饯类等，更加体现了现代人对健康以及原生态疗法和高品质食物的追求。

药膳的起源与发展

药膳究竟起源于何时呢？其实早在人类社会的原始阶段，人们还没有掌握将药物同食物相区分的方法时，就已经认识到"药食本同源"的重要特点，并在不断地探索和实践中，逐渐形成了药膳的雏形。

"药膳"一词则最早见于《后汉书·列女传》，其中有"母恻隐自然，亲调'药膳'，恩情笃密"的字句。其实在药膳一词出现之前，很多古籍中已有关于制作和应用药膳的记载。《周礼》中记载了给周天子配专门负责饮食卫生的"食医"来掌握调配其每日的饮食，而且会根据一年四季不同的时令要求来变化膳食。此外，在专治内科的"疾医"条下也特别强调了"以五味、五谷、五药类以养其病"的内容。这些记载表明，我国早在西周时代就有了丰富的药膳知识，并出现了从事药膳制作和应用的专职人员。

先秦时期中国的食疗理论已具雏形，制作也较为成熟。成书于战国时期的《黄帝内经》在论述食与人的关系时，指出"凡欲治病，必问饮食居处"强调了病人的饮食习惯、食物来源等对治疗疾病的重要性。而"治病必求其本，药以祛之，食以随之"的经典理论，则强调病除之后食养的必要性。书中还提到了许多食物的药用价值，在其所载的13首方剂中就有8首属于药食并用的方剂，如乌骨丸就是由茜草、乌骨、麻雀蛋、鲍鱼制成。

秦汉时期药膳有了进一步发展。汉代医圣张仲景在其所著的《伤寒杂病论》《金匮要略方论》中除了记载用药物来治疗疾病，还采用了大量的饮食调养方法来配合，如在清热力较强的白虎汤中加入粳米以调养胃气使之不致受损，在逐水力较强的十枣汤中用枣汤煎煮以防伤及正气。诸如此类的还有竹叶石膏汤、当归生姜羊肉汤、百合鸡子黄汤、甘麦大枣汤等。在食疗方面张仲景发展了《黄帝内经》的理论，突出了饮食的调养及预防作用，开创了药物与食物相结合治疗重病、急症的先例，还记载了食疗的禁忌及应注意的饮食卫生。这一时期为我国药膳食疗学的理论奠基时期。

唐代名医孙思邈在《备急千金要方》中专设"食治"一篇，其中共收载药用食物164种，分为果实、蔬菜、谷米、鸟兽四大门类，至此食疗已经开始成为专门的学科。孙思邈还指出："食能排邪而安脏腑，悦情爽志以资气血"。说明制作精美的药膳能在发挥药食双重作用的同时，还能使人心情舒畅。其弟子孟诜集前人之大成编成了我国第一部集药食为一体的食疗学专著《食疗本草》，极大地促进和指导了中国药膳的发展。

宋元时代是药膳发展的高潮，借助中医学在此时期的跨越发展，药膳也得到更快的发展，无论是在宫廷还是在民间药膳都得到了广泛的认可和较为全面的发挥。宋代官修医书《太平圣惠方》中也专设了"食治门"，其中记载药膳方剂已达160首。元代中央政府掌管药膳的部分称为"尚食局"，曾一度和"尚药局"相合并，而饮膳太医忽思慧所编著的《饮膳正要》为我国最早的营养学专著，首次从营养学的角度出发，强调了正常人的合理膳食，对饮食药膳方面颇有独到见解，是蒙、汉医学结合和吸收外域医学的重要成果。书中对药膳疗法、制作、饮食宜忌、饮食卫生及服药食忌、食物相反、食物中毒和解毒、过食危害等均有详细记载。

时至明清两朝，药膳发展到鼎盛时期，几乎所有关于本草的著作都注意到本草与食疗的关系，对于药膳的烹调和制作也达到极高的水平，且大多符合营养学的要求。其中《食物本草》当属明代卓有功绩的药膳专著，全书内容翔实丰富，最大的特点就是对全国各地著名泉水进行了较为详细的考证介绍。到了清代，诸多各具特色的药膳专著层出不穷，多是在总结前人经验的基础上结合当前实际重新扩展的。刊于1691年的《食物本草会纂》8卷，载药220种，采辑《本草纲目》及有关食疗著作，详述各药性味、主治及附方。而在药膳粥食方面，黄鹄的《粥谱》则可称为药粥方的集大成者。

中国药膳，源远流长，广为传播。如今，药膳的应用更是空前广泛，在国内外都享有盛誉，倍受青睐，以致许多药膳餐馆在世界各地应运而生，这不但传承了我们中华传统的医食文化，更是在勇敢的创新中将其发扬光大。

药膳的特点

药膳是我国独具特色的一种饮食形式，它究竟有着怎样的特点，可以跨越千年的时空，走入我们的餐桌呢？中华药膳的产生和发展是以中医理论体

 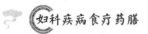

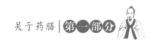

系为基础的，因此，它的特点也必然是中国医食融合所体现的独特风格，兼备医药治病防病的功效和菜肴美味可口的特色。具体而言，药膳有以下特点。

◎ 历史悠久，寓药于食

中医药膳起源于西周时期，历经数千年的发展，药膳的原料不断增多，临床适应证不断扩大，理论不断完善，疗效不断增强。时至今日，药膳仍然在人们的生活中发挥着巨大的作用。药膳将药物的治疗、保健、预防、强身等作用融入日常膳食，使人们在享受美食的同时也可以调理身体，防治疾病，成为适宜于各种人群的双效膳食。

◎ 强调整体，辨证施食

如同中医的整体观，运用药膳时，首先要全面分析病人的体质、健康状况、患病性质、季节时令、地理环境等多方面情况，并判断其基本证型，然后再确定相应的食疗原则，给予适当的药膳治疗。气虚的，用补气药膳；血虚的，用补血药膳。药物与药膳相互补充，相互辅佐，共同发挥健身强体、营养美味的作用。

◎ 防治兼顾，效果显著

药膳既可治病，又可防病，是其有别于药物治疗的特点之一。尽管所用药材食材多属平和之品，但其对纠正机体偏性的作用却不可小觑，防治疾病和健身养生的效果也比较显著。如清代宫廷御医所创的"八珍糕"，含有茯苓、芡实等8种药材，具有补脾健胃、消食化积的功效，曾为乾隆皇帝和慈禧太后所喜爱，现如今也是许多大饭店的特色药膳。

◎ 良药可口，烹食方便

药膳将中药与食物相配，就能做到药借食味，食助药性，变"良药苦口"为"良药可口"，特别能满足人们"厌于药，喜于食"的天性，尤其是它能解决大多数儿童不肯服药的难题。可以说，药膳既是一种功能性食品，也可以说它是中药中一种广受欢迎的特殊剂型。制作方法结合了中药的简单处理和常用的烹饪方法，简便易行。

◎ 博大精深，影响广泛

由于药膳是在日常膳饮中对人体进行调治，并可以随着饮食的形式不断变化，以达到不同的疗效。因此，它不仅在中国受到人们的广泛青睐，在国外也产生了深远的影响。当今，在东南亚乃至欧美国家和地区，崇尚和研究中国药膳的学者与日俱增。

药膳的分类

药膳在漫长的历史发展过程中，形成了性状多样、营养价值各异、种类花色繁多的风格。纵观古代医籍文献中的分类方法记载，结合现代药膳加工、烹调技术，可将药膳按药膳的治疗作用、药膳的使用季节、对五脏的调养作用和性状等进行如下分类。

按药膳的治疗作用分类

祛邪治病类

解表透表药膳 由辛凉或辛温的药物和食物组成，具有发汗、解肌透邪的功效，适用于风寒或风热感冒以及其他外感病的初期。

清热解毒药膳 由甘寒或苦寒的药物和食物组成，具有清热解毒、生津止渴的功效，适用于机体热毒内蕴或余热未清之证。

祛散风寒药膳 由辛温或辛热的药物和食物组成，具有温经通脉、散寒止痛的功效，适用于机体外寒入侵或虚寒内生的病证。

消导理气药膳 由消积导滞、辛温通达的药物和食物组成，具有健脾开胃、消食化积、行气止痛的功效，适用于消化不良、食积内停、肝气郁结、腹胀腹痛等症。

润肠通便药膳 由滑润大肠、促进排便的药物和食物组成，具有润肠通畅的功效，适用于大便干燥、肠涩津亏之症。

利水祛湿药膳 由芳香温燥、化湿运脾、通利水道的药物和食物组成，具有运健脾胃、利水祛湿、通利小便的功效，适用于大便稀黏、尿少浮肿、小便不利等症。

活血化瘀药膳 由辛温苦等入血分的药物和食物组成，具有活血化瘀、消肿止痛之功，适用于瘀血内停、跌打损伤等症。

祛痰止咳平喘药膳 由祛痰止咳、降气平喘的药物和食物组成，具有祛痰化痰、宣肺止咳、降气平喘的功效，适用于咳嗽痰多、喉中痰鸣、哮喘等症。

养心安神药膳 由质重沉降的药物和食物组成，具有重镇安神和养心安神的功效，适用于神志失常、心神不宁、惊悸健忘、失眠多梦等症状。

平肝熄风药膳 由能滋阴潜阳的药物和食物组成，具有熄风镇静、平肝潜阳的功效，适用于肝阳上亢、肝风内动、头目眩晕、抽搐等症。

补益保健类

壮阳药膳 由温肾壮阳的药材和食材组成,适用于阳气不足,出现畏寒肢冷、面色淡白、大便溏薄、小便清长、舌淡苔白、脉微无力之人。

滋阴药膳 由滋阴补肾的药材和食材组成,适用于阴精亏虚,出现两颧红赤、咽干口燥、五心烦热、潮热盗汗、夜不能寐、便干溲赤、舌红少苔、脉细数之人。

补气药膳 由补中益气的药材和食材组成,适用于元气不足,出现神疲乏力、少气懒言、面色㿠白、语声低微、头晕自汗、胸闷气短、舌淡苔白、脉弱之人。

补血药膳 由益气生血的药材和食材组成,适用于阴血亏虚或失血过多,出现面色苍白、肢体麻木、爪甲淡白、肌肤甲错、头晕心悸、失眠多梦、小便不利、舌淡苔白、脉细弱之人。

益智聪耳药膳 由益智开窍、补肾聪耳药材和食材组成,适用于年老智力低下、耳聋、耳鸣,以及各种原因所导致的记忆力减退、听力减退之人。

促进睡眠药膳 由养心安神的药材和食材组成,适用于失眠多梦、不能熟睡、早醒、醒后无法入睡、易被惊醒、对睡时声音灯光敏感之人。

美容药膳 由活血、滋补、理气等多类药材和食材组成,具有祛痘荣面、祛斑美白、润肤修颜、除皱驻颜、美鼻明目、润唇固齿、乌发固发、丰乳美体、健身减肥、除臭留美等多种作用。

按季节分类

按照四季可分为春季药膳、夏季药膳、秋季药膳和冬季药膳。季节不同,在药材和食物原料及烹调方法的选择上亦有所不同。夏季药膳多配用一些凉性、寒性的原料;冬季药膳多配用温性、热性或滋补的原料;春、秋则配用一些较稳妥的属平性的原料。

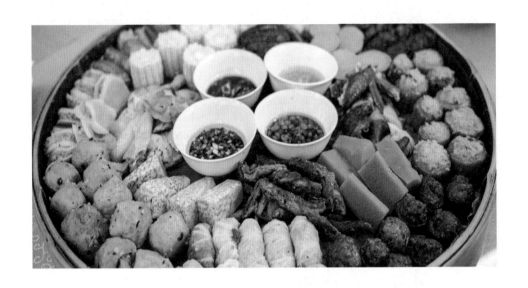

按五脏调养分类

养心药膳　适用于心失所养，出现心悸不安、心慌失眠、健忘躁动、哭笑无常、神志不清、舌体淡白或红而糜烂、脉结代或细弱之人，可选用养心护心、祛除心火的药材和食材。

养肝药膳　适用于肝失所养，出现精神抑郁、多愁善感、沉闷欲哭、胸胁疼痛、肢体麻木震颤、头晕目眩、双目干涩、食欲不振、嗳气泛酸、少腹胀痛、痛经闭经、腹水水肿、舌青紫、脉弦之人，可选用养肝护肝、疏肝理气的药材和食材。

养肺药膳　适用于肺失所养，出现悲哀忧伤、呼多吸少、咳嗽痰多、颜面水肿、鼻部干涩、皮肤粗糙、少气懒言、脉细弱之人，可选用养肺护肺、滋阴润肺的药材和食材。

养脾药膳　适用于脾失所养，出现食欲不振、腹胀便溏、水肿泄泻、脏器下垂、消瘦痿软，四肢痿废、口淡无味、舌淡苔厚腻，脉迟缓之人，可选用养脾补脾的药材和食材。同时，在养脾的同时也需照顾到胃，这样才能减少和预防胃肠等消化疾病的发生。

养肾药膳　适用于肾失所养，出现头晕耳鸣、失眠健忘、腰膝酸软、遗精盗汗、畏寒肢冷、小便清长、面色㿠白或黧黑、舌淡胖苔白或舌红少苔、脉沉细之人，可选用养肾补肾的药材和食材。

按性状分类

菜肴类　以蔬菜、水果、鱼、肉、蛋、海鲜等为原料，搭配一定比例的中药制成荤菜或素菜。菜肴种类很多，制作方法多以煎、炒、煮、炸、蒸、烤、焖、拌、炝为主，根据不同的制作方法可制成冷菜、蒸菜、炖菜、炒菜、炸菜、卤菜等。

汤汁类　汤类是将中药或食物经过一定的炮制加工，放入锅内，加清水用文火煎煮，取汁而成，这是药膳应用中最广泛的一种剂型。汁类则多由新鲜并含有丰富汁液的植物果实、茎、叶和块根，经捣烂、压榨后得到。

茶饮酒类　包括药茶、药饮和药酒。药茶是将花类或经粉碎加工制成粗末的中药根茎皮类，以沸水冲泡或温浸而成。药饮是把中药或食物经浸泡或压榨、煎煮、提取分离，而制成的有效成分含量较高的饮用液体。药饮也可以由新鲜药物或食品压榨取汁而成，也可以为煎煮浓缩而成。有的亦制成块状或颗粒状，可随饮随冲。药酒是将中药与酒"溶"于一体的饮品，乙醇可以溶解中药的多种有效成分，药借酒力、酒助药势可充分发挥更好的效力。

粥粉饭羹类　药粥是以各类谷物为基本原料，配以一定比例的中药，经熬煮而成的半液体食品。中医历来就有"糜粥自养"之说，故尤其适用于年老体弱、病后、产后等脾胃虚弱之人。粉饭类则是药膳的主食，多以面粉、稻米、糯米、小米、玉米面、黄豆面等为基本原料，加入一定比例的药物，经加工制成米饭、面食等。羹类是以肉、蛋、奶或海产品等为主要原料加入中药而制成的较为稠厚的汤液。

膏糖蜜糊类　将药材与食材一起放入容器中进行熬制，蜜膏一般要将水分基本蒸发，还需在此期间加入适量的蜜糖，以保证所制之品最后的形状和口感。糊则需将水分蒸发到成为黏稠状即可。

糕饼糖果点心类　这是将药物加入面点中制成的保健治疗食品，这类食品可作主食，也可作点心类零食，多是将药物制成粉末，或药物提取液与面点共同合揉，制作加工而成。

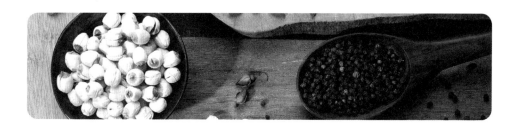

按照服用药膳人群的不同年龄段，可分为老年药膳、中年药膳、青少年药膳、小儿药膳。按照性别可分为男科药膳、女科药膳。不同人群生理病理各有差异，应配用不用性质的药材和食物。

按治疗疾病的系统分类

按照治疗疾病的系统可分为治疗呼吸系统疾病的药膳，如气管炎、肺炎；治疗循环系统疾病的药膳，如高血压、心脏病等；治疗消化系统疾病的药膳，如胃炎、肝硬化等；治疗泌尿系统疾病的药膳，如肾炎；治疗血液系统疾病的药膳，如贫血等；治疗内分泌和代谢系统的疾病，如甲状腺功能亢进、糖尿病、痛风等；治疗风湿性疾病，如类风湿性关节炎等；治疗神经系统的疾病，如头痛、神经衰弱等。

药膳的应用原则

药膳之所以具有保健养生、治病防病等多方面的作用，是因为药膳中含有传统中药，并在中医药理论的指导下制作，在应用时必须遵循一定的原则。药膳在保健、养生、康复中占有重要的地位，但药膳又不能完全替代药物疗法。药物见效快，重在治病，药膳见效慢，重在调养，各有所长，因此应视具体人与病情按照以下原则应用，不可滥用。

平衡阴阳

宇宙万物皆包含阴阳相互对立、相互联系的两个方面。阴阳是万物生长、存在、发展之纲。人体同样如此，掌握了人体的阴阳之道，方能均衡调和，保持健康。在正常状态下，阴阳是相互平衡的，也就是古人所云："阴平阳秘，精神乃治"。相反，"阴阳失调，百病皆生"。阴阳失去相对平衡就会出现偏盛偏衰，如阳盛则阴衰，阴盛则阳衰，阳虚则阴盛，阴虚则阳亢，这时机体就会表现出相应的症状，即阳气过盛或阴气不足则会出现热证，阴气过盛或阳气不足则会出现寒证。《素问·阴阳应象大论》中提到"善诊者，察色按脉，先别阴阳。"告诉人们要确定身体的变化首先应该从辨别阴阳开始。同理，在配备药膳时也应首先辨清用膳者的证，一旦寒热虚实都分清楚了，施膳就有了明确的方向。具体原则是："不足者补之""有余者损之""寒者热之""热者寒之"，简单地说就是把缺的东西补足，多的东西祛除，有寒证的用热品来纠正，有热证的用寒品来纠正。总而言之，辨别和协调阴阳是施膳的重要原则。

调理脏腑

在中医学中，人的各组织器官功能，表现为以五脏为中心的功能系统。每一脏都代表一个功能系统，如心管理人体的血脉，与神志密切相关，其状态能体现在人的舌体和面色之上，因此，心包、血脉、神志、舌、面都属于心系统。在临床上的多种病症，均以脏腑功能失调为其主要机理，表现为各脏的虚实变化。由于五脏之间存在着相生相克的生理关系，当机体某一脏腑发生变化，势必影响其他脏腑，产生相互的病理联系，因此在施膳的时候应当考虑到可能不仅要对某一脏进行调养，还需对其他相关脏腑进行调理。值得一提的是药膳中"以脏补脏"的方法为数不少，如食用猪肝、羊肝可治疗肝病夜盲等。

祛邪扶正

中医学认为，人之所以发生疾病主要有两个方面的原因，一是由于外邪的侵袭，制约或损伤了正气，扰乱了人体的阴阳脏腑气血平衡；另一个则是由于自身正气虚衰，不足以抵抗外邪干扰。正邪的强弱不同，在相争时便会表现出不同的病证。对此基本的观点是"正气存内，邪不可干""邪之所凑，其气必虚"。就是说人的自身身体强健，抵御外界环境变化的能力强，就不容易患病；相反，自身体质虚弱，难以抵抗外界的任何变化，就容易患病。因此，在调配药膳时就需要注意辨别是自身的抵抗能力差，还是外部的环境因素改变剧烈，基本原则是邪盛必先驱邪，正虚先要扶正。如果反其道而行之，都可能使病情进一步发展，甚至恶化。

三因制宜

三因制宜是指"因人、因时、因地"制宜。人有男女、老少、强弱的不同，因而对病邪的抵抗力、病后恢复的能力存在明显的差异；时序有四季变化寒暑变更，随着时序的变化，人的阴阳气血也随之发生改变，在不同时期所对抗的主要邪气便会不同；地理环境有南北东西，不同的地域有不同的气候条件，这些差异对人体的正气也会产生很多变数。因此，即使对同一病证施膳，也不能千篇一律，必须根据不同的条件制定相适宜的措施，才能收到良好的效果。

因人用膳

人的体质年龄不同，用药膳时也应有所差异。

小儿体质娇嫩，脏腑多发育尚不完善，易受损伤，选择原料不宜大寒大热，应多选用药性、食性平缓的材料来进行调理。施膳时就需要注意多补脾，多养阴，多清肝，以达到培补后天之本的效果。

青年时期是人脏腑器官发育最为完善的时期，由于此期脏腑功能旺盛，易使人肝木发生太过，表现出急躁易怒的特点。此外，青年人的学习、工作、生活压力都较大，更容易导致情志失调、气机不畅，出现易怒、不思饮食、面红目赤、大便干结等症状。因此，在对青年人施膳时要特别注意清肝除烦、疏肝解郁为主，避免食用过多的燥热、滋腻、补益之品作为药材和食材。

中年时期是一个由盛而衰的转折点，脏腑功能也逐渐由强而弱，加之事业家庭的双重压力，多出现少气力衰，记忆力减退，性功能下降，须发早白等症状，这一时期也是许多男科病和妇科病的高发时期。针对普通的中年人群，可以多选用补脾益肾的膳食配方，以达到益智活血，补肾强身的目的；针对患有男性疾病的中年人，可选用补肾益气的药膳；针对更年期妇女，选用舒肝理气、滋阴补肾的药膳，以减轻更年期气血虚衰的症状。

老人多肝肾不足，津液亏虚，开始显现出一些衰退的迹象，如气短乏力、头目眩晕、耳聋耳鸣、心悸心慌、失眠多梦、头脑健忘等。但老年人脾胃功能较差，即使大量施用补益药膳，也可能会出现"虚不受补"的情况。所以，老年人最适宜的药膳应当是以清淡、熟软，易于消化吸收的粥膳、汤膳为主，而在其中则可适当多施用开胃健脾、益肾添精、养血通脉、益气通便的药材食材。

孕妇恐动胎气，不宜用活血滑利之品。这是在药膳中应特别注意的。

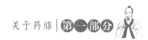

因时用膳

中医认为，人与日月相应，脏腑气血的运行和自然界的气候变化密切相关。"用寒远寒，用热远热"，意思是说在采用性质寒凉的药物时，应避开寒冷的冬天，而采用性质温热的药物时，应避开炎热的夏天。这一观点同样适用于药膳。一年分为四季，根据不同季节气候特点，药膳施用也有所不同。

春季药膳要顺应春天阳气生发，万物始生的特点，注意保护阳气，着眼于一个"生"字。多食辛甘之品，少吃酸涩之味，如食用芹菜粥、玄参猪肝等。

夏季炎热，应少吃温热的食物，药膳搭配药材时也需注意减少温热药，如食用茯苓山药包子、百合粥等。

秋季的气候特点是阳气渐收、阴气渐长，药膳应以滋阴润燥为主，如食用栗子焖鸡、火锅菊花鱼片等。

冬令进补则应根据中医"虚则补之，寒则温之"的原则，注意养阳，以滋补为主，多吃温性、热性，特别是温补肾阳的食物进行调理。这样便可平衡阴阳，调和气血，如食用当归烧羊肉、双黄羊肉汤等。

因地用膳

不同的地区，其地理环境、气候条件、生活习惯都有一定差异，人体生理活动和病理变化亦有不同。有的地处潮湿，如四川、湖南，其人饮食多温燥辛辣；有的地处寒冷，如东北，其人饮食多热而滋腻；而地处南方的广东，气候炎热潮湿，其人饮食则多清凉甘淡。因此，在应用药膳选料时也是同样的道理。

药膳的制作

药膳，就是要做到"良药爽口"，如何制作一道既具备色香味，又能发挥保健养生功能的药膳，可是一门不小的学问。药膳的制作加工可以认为是中国特有的烹调技术与中药炮制技术的完美结合，既需要相应的加工技能，又具有药膳制作的特点。药膳种类繁多，品种复杂，应用不同的方法制作，可制备出适应大众不同嗜好及口味的美味佳肴。

药膳的选材

药膳的选料是相当讲究的，要突出药膳"色、香、味、形、养"的统一。药膳主要由药物、食物、汤、调料几部分精制而成，每一部分选料好坏都直接影响药膳的质量。药物和食物都具有寒、热、温、凉四气及酸、苦、甘、辛、咸五味的特点。"四气"是药物和食物辨证施膳的依据，"五味"是指导与对应脏腑相适应的向导。

首先，药膳所用药材可以是采自山野的鲜药材，也可以是药店里买来的饮片，但选购药材一定要新鲜优质，凡是变质、发霉的均不能食用。药膳所用的中药材和食物首先要净选，使之清洁干净，无杂质异物、无尘土、无霉变腐烂，还要注意其色、味纯正，外形美观，质量优良。为保证药膳疗效，还应对药材与食物进行必要的加工处理。有的需切片、切丝、切丁或切段，有的需粉碎为细末，有的则需按中药炮制的要求进行炮制加工，以减其毒性或副作用。

其次，对于药膳材料的特性，一般说来，温性、热性的食疗中药，如生姜、大葱、红枣、核桃、小茴香等可以配合具有相似性质的食物，如羊肉、鸡肉、狗肉、鲫鱼等，起到温里、散寒、助阳的作用，可以用来治疗寒证、阴证；凉性、寒性的食疗中药，如绿豆、藕、荸荠、马齿苋、菊花等可以配合具有相似性质的食物，如西瓜、梨、鸭肉、兔肉、马肉等，起到清热、泻火、凉血、解毒的作用，可以用来治疗热证、阳证。还有一类食疗中药，无明显的温凉之偏，比较平和，称为平性，如人参、莲子、茯苓等可以配合具有相似性质的食物，如猪肉、牛肉、驴肉等，按照需要和原则添加，增加药膳的口感。

再就五味而言，酸味食疗中药，如乌梅、石榴等，能收敛、固涩；苦味食疗中药能清热、降气、泻火、燥湿，如苦瓜清热解毒、杏仁降气等；甘味食疗中药，能补养、调和、缓急止痛，如大枣、蜂蜜、饴糖之补脾和胃、养肺补虚、缓急止痛等；辛味食疗中药有发散和行气等作用，如生姜、大葱发散风寒，橘皮、砂仁行气等；咸味食疗中药能软坚散结，如海藻、海带等；淡味食疗中药能渗利小便，如茯苓、薏苡仁等。应用药膳还应注意食疗中药的五味与五脏的关系。一般说来，辛入肺，甘入脾，苦入

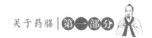

心，酸入肝，咸入肾。只有根据性味合理选用药膳，才能达到滋补身体、防治疾病的目的。

总而言之，在制作药膳时应该掌握一点中医理论的知识、烹调常识，要在了解药物的功效、主治、毒性等的基础上还要懂一点中药的配伍。因为几种中药混合在一起，可能会由于气味的升降浮沉，寒热温凉各不相同，彼此的功能相互抵消或加强，甚至产生毒副作用。所以，制作药膳也是需要科学指导的。

药膳所用器具和火候

首先，制作药膳时需要精选烹饪用具，因为注意不同材质餐具对人体健康有不同的影响。例如，竹木餐具本身没有毒性，但是容易被微生物污染，使用时应清洗干净；涂上油漆的竹木餐具对人体十分有害，不宜用来进餐；塑料餐具有美观耐用的功能，品种也很多，但是其中含有致癌物质，长期使用会诱发癌变；铁质餐具可用来烹饪，但不可以用来盛放食用油类；不锈钢餐具具有耐腐蚀性、耐高温的性能，对人体无害，但久用也可能生锈等。另外，像铝制、铜制餐具如操作不当均可能对人体造成伤害，这里就不再赘述。

一般家庭常用的药膳烹调方法有炖、蒸、煮、炒、焖、炸等，但以炖、蒸、煮、焖为主要方法和最佳方法。从烹调原料的质地和性味来看，轻清芳香者，如薄荷、紫苏叶、番茄、小茴香等多含挥发成分，烹调时间不宜过长，多采用爆炒、清炸、热焯等方法；味厚滋腻之品，如熟地、当归、鸡肉、牛肉等烹调时间宜长，多采用煨、炖、蒸的方法效果较好。

药膳的烹调方法是由其本身的特点以及个人的实用经验所确定的，与食疗食品的治疗需要、适应对象等均有密切的关系。当然，制作药膳时也要注意掌握好火候，这样才能烹制出功效显著、美味可口的药膳。通俗地讲需要根据不同材料的质地来适当改变火候。例如，原料质地老硬形体大，药性不容易溶出发挥的，要长时间用慢火烹制，使药性在较长时间的受热过程中，最大限度的溶解出有效成分以增加其功效；质地嫩而形体小者，可以用较短时间大火烹制。在烹制不同原料组成的药膳时，质地老硬难熟的原料要先投放，而质地嫩的要后投放。

药膳的制作方法

根据常用膳饮，可分为菜肴类、汤汁茶饮酒类、粥粉饭羹类、膏糖蜜糊类、糕饼糖果点心类。具体的制作方法在后面药膳方中将作详细介绍，这里概括介绍一些常用的烹调技术。

炖 将食物及其他原料同时下锅，注入清水，放入调味料，置于武火上烧开，撇去浮沫，再置文火上炖至熟烂的烹制方法。一般时间在2~3小时。

蒸 利用水蒸气加热的烹制方法。常用的蒸法有粉蒸、包蒸、封蒸、扣蒸、清蒸及汽锅蒸六种。将药物和食物经炮制加工后置于容器内，加好调味品，汤汁或清水，待水沸后上笼蒸熟，火候视原料的性质而定。其特点是温度高，可以超过100℃，可达120℃以上，加热及时，利于保持形状的完整。

焖 先将食物和药物用油炝加工后，改用文火添汁焖至酥烂的烹制方法。其法所制食品的特点是酥烂、汁浓、味厚。如砂仁焖猪肚、参芪鸭条等的制作方法。

煮 将食物及其他原料一起放在多量的汤汁或清水中，先用武火煮沸，再用文火煮熟。适用于体小、质软类的原料，所制食品口味清鲜、色泽美观，煮的时间一般比炖的时间短。

熬 将食物经初加工后，放入锅中，加入清水，用武火烧沸后改用文火熬至汁稠黏烂的烹制方法。熬的时间比炖的时间更长，一般在3小时以上。多适用烹制含胶质重的原料，所制食品汁稠味浓，如冰糖银耳汤、乌龟百合红枣汤等。

炒 将经加工后的食物，放入加热后的油锅内翻炒的烹制方法。炒的方法一般分为四种，即生炒、熟炒、滑炒、干炒。炒时先烧热锅，用油滑锅后，再注入适量的油，油烧热后下入原料用手勺或铲翻炒，动作要敏捷，断生即好，有些直接可以食用的味美色鲜的药物也可以同食物一起炒成。而芳香性的药物大多在临起锅时勾芡加入，以保持其气味芬芳。其特点是烹制时间短，汤汁少，成菜迅速，鲜香入味，或滑嫩或香脆。

拌 将药膳原料的生料或已凉后的熟料加工切制成一定形状，再加入调味品拌合制成。拌法简便灵活，用料广泛，易调口味。其特点是清凉爽口、理气开胃，有生拌、熟拌、温拌、凉拌几种不同方式。

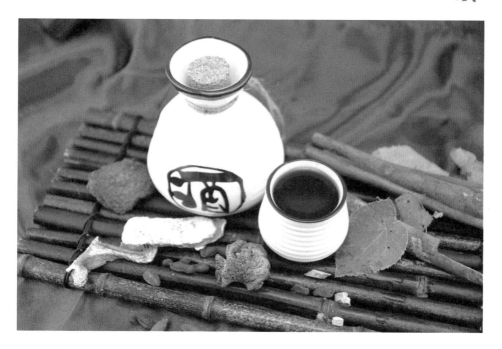

（腌） 将原料浸入调味卤汁中，或以调味品拌匀，腌制一定时间以排除原料内部的水分，使原料入味。其特点是清脆鲜嫩、浓郁不腻，有盐腌、酒腌、糟腌等几种不同的制法。

（泡） 将药物与茶叶相配，置于杯内，冲以沸水，盖焖15分钟左右即可饮用。也可根据习惯加白糖、蜂蜜等；或将药物加水煎煮后滤汁当茶饮；或将药物加工成细末或粗末，分袋包装，临饮时以开水冲泡。亦可以白酒、黄酒为基料，浸泡或煎煮相应的药物，制成药酒。

（揉）（拉） 主要用于面食的制作，包括和面、揉面、下药、上馅等工艺流程。

其他还有很多烹调方法，如扒、烩、氽、爆、煎、熘、卤、烧等，在此就不一一赘述。

药膳的注意事项

药膳的配伍禁忌

药膳好吃，但食用时还需要注意一些问题，由于药膳属于中医用药范畴，因此食疗中药同常用中药一样，各有其不同的性味，如前所述选料时药物和食物四气五味的选择。另外，在组成药膳方时，还要特别注意配伍禁忌。只有这样，美味诱人又有安全保障的药膳才会发挥作用。

药膳的配伍禁忌，无论是在古代还是现代都是十分严格的，现根据历代医学家的用药经验，简要介绍如下。

◎ 药物与药物的配伍禁忌

药膳的药物配伍禁忌，遵循中药学理论，一般参考"十八反"和"十九畏"。

"十八反"的具体内容是：甘草反甘遂、大戟、海藻、芫花；乌头反贝母、瓜蒌、半夏、白蔹、白及；藜芦反人参、沙参、丹参、玄参、苦参、细辛、芍药。

"十九畏"的具体内容是：硫磺畏朴硝，水银畏砒霜，狼毒畏密陀僧，巴豆畏牵牛，丁香畏郁金，川乌、草乌畏犀角，牙硝畏三棱，官桂畏赤石脂，人参畏五灵脂。

虽然药膳中所使用的药物不像方剂那样全面，也不是纯药物之间的组合，但是清楚地了解和掌握药物之间的配伍禁忌还是非常必要的，它可以最大程度地避免因随意搭配药物而产生的毒副作用，保护我们的身体健康。

◎ 药物与食物配伍忌讳

选择药膳时除了要考虑到药物之间的关系，还需注意所搭配的药品和食品是否合理。下面列举的一些药食配伍忌讳来源于古人的经验，现代研究虽尚不明确，但也值得我们重视。例如，猪肉反乌梅、桔梗、黄连、胡荽黄、百合、苍术；猪血忌地黄、何首乌；猪心忌吴茱萸；羊肉反半夏、菖蒲，忌铜、丹砂等。

此外，食物与食物的配伍也有一些忌讳，其现代研究虽还不充分，但在民间百姓常将它们作为搭配膳食的参考。例如，猪肉忌荞麦、豆酱、鲤鱼、黄豆；羊肉忌醋；鲫鱼忌芥菜、猪肝；猪血忌黄豆等。

药膳的忌口

吃中药要忌口，这是我们都知道的，俗话说："吃药不忌口，坏了大夫手"。因此，在食用药膳时，也需要忌口，比如避免食用一些可诱发疾病发作

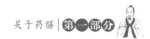

或加重延长病程的食物，有时还需配合药物治疗减少或禁食某些食物。简单而言药膳的忌口主要包括以下四类。

◎ 某种体质忌某类食物

对人的体质而言，体质虚弱者宜补充不足，忌用发散、泻下之品；体质壮实者不宜过用温补；而偏阳虚者宜服温补药膳，忌食咸寒食品；偏阴虚者宜服滋阴药膳，忌用辛热食物。

◎ 某种病忌某类食物

对五脏疾病而言，肝病忌辛味，肺病忌苦味，心、肾病忌咸味，脾、胃病忌甘酸；水肿忌盐、油煎、生冷等食物；骨病忌酸甘；胆病忌油腻；寒病忌瓜果；疮疖忌鱼虾；肝阳、肝风、癫痫、过敏、抽风病人忌食"发物"（即鱼、虾、蟹、猪头、酒、葱、韭等易动风、助火、生痰的食品）；头晕、失眠忌胡椒、辣椒、茶等。

◎ 某类病忌某种食物

热性病宜用寒凉性药膳，忌用辛热之品；寒性病宜用温热性药膳，忌用咸寒食物。凡症见阴虚内热、痰火内盛、津液耗伤的病人，忌食姜、椒、羊肉之温燥发热饮食；凡外感未除、喉疾、目疾、疮疡、痧痘之后，忌食芥、蒜、蟹、鸡蛋等风动气之品；凡属湿热内盛之人，忌食饴糖、猪肉、酪酥、米酒等助湿生热之饮食；凡中寒脾虚、大病、产后之人，西瓜、李子、田螺、蟹、蚌等积冷损之饮食当忌之；凡各种失血、痔疮、孕妇等人忌食慈茹、胡椒等动血之饮食，妊娠禁用破血通经、剧毒、催吐及辛热、滑利之品。

◎ 服药后应忌食某些食物

服发汗药忌食醋和生冷食物；服补药忌食用茶叶、萝卜。

药膳的服用剂量

药膳好吃又能治病，但需"饮食有节"，适量有恒，有的放矢，短期内不宜进食过多，不可操之过急，急于求成。应根据气候、时间、自身状况，按量服食，持之以恒，久之定能收效。

正确处理药疗与食疗的关系

无病者不必用药，但可适当食用某些保健养生药膳。尤其对禀赋不足、素体虚弱或年老者更为适宜。对患病者，特别是一些急重疑难病人，当用药治，并配合药膳治疗，可提高疗效。而在疾病康复期或对某些慢性病病人，用药膳调治则更为合适并常获良效；当然，这并不排除同时应用药物治疗。需要指出的是，药膳的治疗范围虽较药物治疗更为广泛，但其针对性和特效性远较药疗为差。若两者配合应用，相辅相成，有可能取得更好的效果。

　　总而言之，药膳并不能随便乱吃，食用时需要注意的问题很多，忽视药理，不根据实际的体质和状况乱吃就可能引起问题。

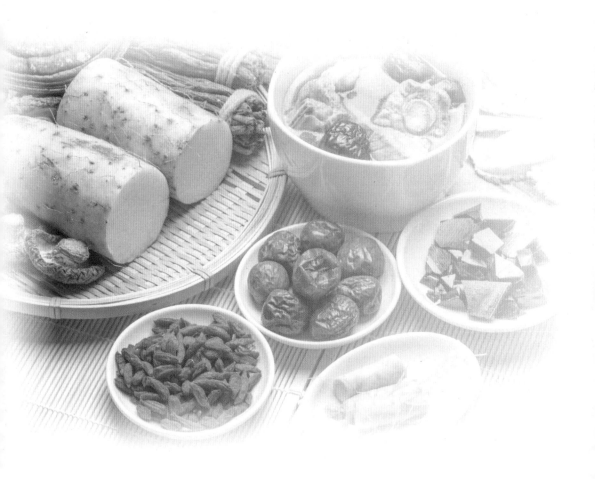

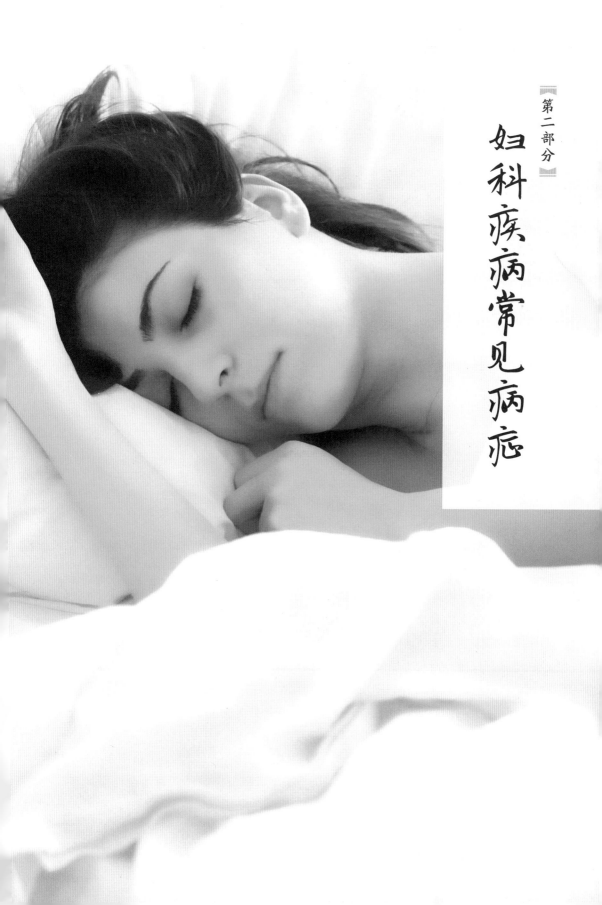

第二部分

妇科疾病常见病症

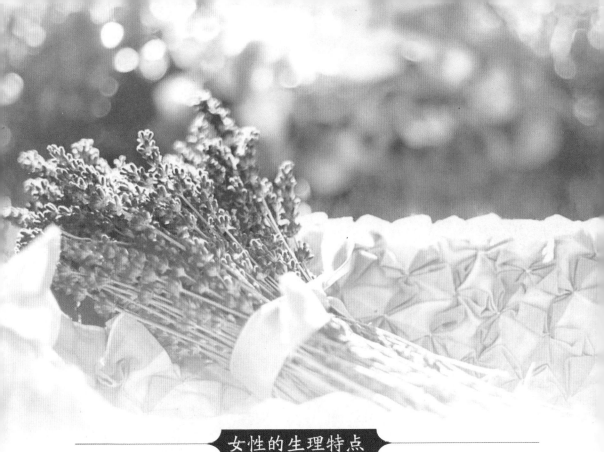

女性的生理特点

女性最重要的生理活动主要有月经、妊娠、分娩及哺乳。

 月经

月经的生理

月经又称月事、月信、月水、月汛，是一定年龄的女性，有规律的、周期性的子宫出血。初潮年龄（月经开始来潮）约14岁，但可因营养、体质、地域、气候等因素等而略异，我国女性初潮年龄在11~16岁。在女性的一生，月经来潮持续约35年，至49岁左右自然闭止，称为绝经。月经周期（两次月经第一天的间隔时间）在21~35天之间均属正常。带经期（从行经出血第一天起，所持续的时间）一般则为3~7天。

月经的量、色、质：行经第一天出血量较少，第二、三天量渐多，第四天后量又减少，总出血量约50~80毫升。初期量少而色淡，渐渐血量增多、血色加深，临近结束时又转为量少、色淡的状态。出血不稠不稀，无血块、

 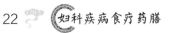

无异臭，经期稍有不适，如小腹轻度坠胀、腰酸、乳胀，但对生活工作影响不大，月经过后自然消失。

下列情况属特殊的生理现象：身体无病而定期两个月行经每次者为"并月"；三个月行经每次者，称之为"居经"；一年行经每次者，称之为"避年"；终生不来月经而能受孕者，称为"暗经"。受孕早期三个月内，仍按周期有少量月经而无损于胎儿者，称为"激经"。上述情况，仅发生于少数人，经检查确定者，不属病态。

月经的产生

月经是脏腑、经络、气血、天癸相互协调作用于子宫的结果。在肾气充沛的基础上产生的天癸，作用于冲脉、任脉，冲任二脉的通盛是月经产生的关键。然而月经的成分主要是血，血与气关系密切，两者同源于脾胃等脏腑化生，通过经脉输送，到达子宫。因此月经的产生，还必须依靠其他脏腑及气血、经络的支持与协调。

天癸是影响人体生长、发育和生殖的一种精微物质，先天源于肾气，后天有赖于脾胃之气滋养，进入老年，又随肾气的虚衰而逐渐流失。其作用类似于垂体所分泌的促性腺激素、卵巢所分泌的性激素，在月经产生、生殖生育起到重要的作用。

妊娠和产育

妊娠是指胚胎和胎儿在母体内发育成长的复杂生理过程，从受孕到胎儿娩出、妊娠终止，约38周。

受孕的过程是男女两性之精结合的过程。关于受孕的条件，《女科正宗》说："男精壮而女经调，有子之道也。""男精壮"意指男性有健康的性功能、正常的精液，"女经调"指女子月经正常并能排卵。月经正常的女性，需把握月经规律，掌握排卵期，适时同房，多能成孕。

妊娠以后，胎儿持续的生长发育，母体发生相应的变化，出现多种特殊的生理现象。首先表现为闭月，继之出现头晕、嗜酸、恶心欲吐等妊娠早期反应，脉滑而有力。到妊娠3个月后乳房乳晕颜色加深，小腹开始膨隆，5个月后自觉胎动。孕期的计算，从末次月经来潮第一天算起，28天为一个妊娠月，经过280天左右（10个妊娠月），自然分娩者为足月顺产。妊娠足月，胎位下移，伴见腰腹胀痛，小腹坠胀，便意频频，或有"见红"等现象，称为临产。

分娩后7日以内称新产，产妇可有轻微发热、恶寒、出汗、腹部微痛等症，有恶露排出，但约3周内干净。分娩后有乳汁分泌，产后12小时即可哺乳，哺乳期间可无月经来潮。

妇科疾病的常见病因及病机

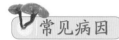

常见病因

寒邪

寒性收引，最易损伤阳气，影响血行。其实寒之来，多因外感寒邪、涉水冒雨、过食生冷，寒凝于血，血行不畅，胞脉阻滞，常常导致痛经、月经后期。其虚寒之生，多为素体阳气不足，渐生内寒，寒滞冲任、胞宫，可见痛经、带下病、妊娠腹痛、不孕等。

热邪

热邪之来，其属实者，或为口鼻外受热邪，或为五志过极化火，或为过服辛辣助阳之品；其属虚者，多为素体阴分亏损，阳气相对偏盛，以致阴虚而生内热。热邪可耗气，可伤津，可动血。不论虚实，若热邪损伤冲任，迫血妄行，可导致月经先期、经行吐衄、崩漏、胎漏、胎动不安、恶露不绝、产后发热等。

湿邪

湿有外湿、内湿之别，冒雨涉水，久居阴湿者为外湿。脾阳虚而健运失职，湿浊内盛，或肾阳弱而气化失常，水气内停，则为内湿。湿邪为阴邪，重浊而腻滞，可导致气机阻塞，且可随人体的阴阳盛衰而发生从化，或从阳化而为湿热，或从阴化而为寒湿。湿邪重浊，下注冲任可致带脉失约，而见带下病、阴痒、不孕；还可影响孕妇的胎气，而致妊娠呕吐、妊娠水肿等。

七情

指喜、怒、忧、思、悲、恐、惊（七情）是人体对外界环境刺激的不同反应，人人皆有，正常情况下并导致或加重疾病。情志致病，或是超越正常

 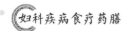

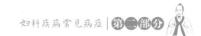

适应能力，强烈的、持久的情志刺激，进而损伤脏腑、消耗精气。或是禀赋薄弱，精气虚衰，对情志刺激的适应能力低下，正常的情志刺激，亦可导致或诱发疾病。其中以怒、思、恐对女性影响较大。

怒。愤怒抑郁，肝气郁滞或肝气冲逆，气病及血，可致痛经、闭经、月经后期、缺乳等。

思。忧思不解，气结脾胃，气滞血瘀，每见闭经、月经不调等。

恐。过度惊恐，气机逆乱，血失统摄，每见月经过多、崩漏、胎动不安、堕胎、小产等。

劳逸

◎ 房劳过度

早婚早育、房事不节、产多乳众，损伤肾气，耗伤气血，能引起月经病、带下病、胎动不安、堕胎、小产等。

◎ 饮食失节

过食辛辣而内热积蕴，热伏冲任，可致月经先期、月经过多、经行吐衄、胎动不安等；贪食寒凉生冷、损伤阳气，阳虚寒凝，可致痛经、闭经、带下病等。

◎ 劳逸过度

经期繁劳，消耗中气，脾虚不摄，可致经期延长或月经过多。孕期过劳，易致胎动不安、堕胎、小产。过度安逸，气血凝滞，易成滞产。产后持重、操劳过早，易致子宫脱垂。

◎ 跌仆损伤

经期、孕期登高持重，或跌扑闪挫，易致崩漏、胎动不安等。

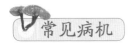 常见病机

肾气虚弱

早婚多育、反复流产、房劳过度，损伤肾气，封藏失职，可见月经先后无定期、崩漏、胎漏、胎动不安、滑胎、阴挺、带下病等。

肾阴亏损

肾之阴精不足，冲任失养，可致月经量少、闭经、阴道干涩、绝经前后

诸证、不孕等。阴虚内热，扰于冲任，可致月经先期、月经过多、崩漏、经行吐衄等。

肾阳不足

肾阳虚弱，失于温煦，可致月经后期、痛经、水肿、不孕、带下病等。若封藏失职，冲任不固，又可致崩漏。久病阴损及阳、阳损及阴，又可出现肾之阴阳两虚之证。

肝气郁结

肝气郁滞，失于疏泄，进而血行不畅，可致月经先后无定期、痛经、闭经、缺乳、不孕等。肝郁日久化火，热伤冲任，迫血妄行，又可致月经先期、经期延长、崩漏、经行吐衄等。肝郁乘脾，水湿不化，蕴而化热，湿热下注冲任，带脉受可致带下病、阴痒等。

脾气虚弱

脾胃虚弱，化源不足，冲任失养，血海空虚，可见月经量少、闭经、胎漏、胎萎不长、缺乳等。若脾气虚弱而无权统摄，冲任不固，又可致月经过多、经期延长、胎动不安、产后恶露不绝等。若进一步而见中气下陷，带脉失约，可致阴挺、胎动不安等。

冲、任、督、带损伤

盆腔是冲、任、督脉所过之处，冲、任、督、带（尤其是冲任）的损伤，是导致妇科疾病的主要机制。房劳过度、多产早育、反复流产、跌仆损伤、感染外邪，可直接损伤冲任而发病；气血失调、脏腑功能失常则间接影响冲任的功能而发病。月经先期、月经过多、经期延长、崩漏、经行吐衄、不孕、流产等诸多疾病，都与冲、任、督、带的损伤有密切关系。

妇科疾病的中医诊断

食疗是以中医中药的理论为基础进行的，诊断是治疗的前提，但是这种诊断应是以中医诊断为主，现代医学的诊断为辅的。中医诊断主要有四诊、脏腑辨证和气血辨证。

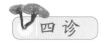

四诊

望诊

◎ 望月经

经量过少，多属血虚、肾虚；经量过多，多属血热或气虚；经量时多时少，多属肝气郁滞。经色紫红或鲜红，多属血热；经色淡红，多属气虚、血虚；经色紫黯，多属血瘀寒凝。月经质地稠黏，多为瘀热；质地稀薄，多为虚寒；月经夹有紫黯血块者，多属血瘀内阻。

◎ 望带下

带下色白、清稀，多属脾肾两虚、湿浊下注；带下色黄、稠黏，多属湿热伏于冲任；带下赤白相兼，多属血热或邪毒感染。

◎ 望恶露

恶露量多，色淡而质稀者，多为气虚；颜色紫红而稠黏者，多为血热；色紫黑有块者，多为血瘀。

闻诊

◎ 听声音

语音低微者，多属宗气不足；郁闷少语，常欲太息，多属肝气郁结；声高气粗，多为实证、热证；嗳气、呃逆，或恶心呕吐者，多属脾胃不和而胃气上逆。

◎ 嗅气味

重在检查月经、带下、恶露等。气味腥臭者，多属寒湿；气味臭秽者，多为湿热蕴结；气味恶臭难闻者，多属邪毒感染，肉腐血败，有时可能为临床危症，应及时检查。

问诊

◎ 问年龄

青春期常见肾气未充；中年常因胎产哺乳、过度劳逸，多见肝肾亏损；老年女性，脾肾虚衰，易发生经断前后诸证、恶性肿瘤等。

◎ 问月经

月经提前，多属血热或气虚不摄；经期错后，多属血虚寒凝；经期时先时后，多属肝郁气滞。经前或经期小腹疼痛拒按，多属实证；经后腹痛腰酸而喜按者，多属虚证。少腹冷痛喜按喜温者，多属虚寒；小腹冷痛拒按，得温痛减，多属沉寒痼冷。

◎ 问带下

带下量多，色白清稀，气味腥臭者，多属虚证、寒证；带下色黄或赤，稠黏臭秽者，多属热证、实证。

◎ 问病史

既往有高血压者，怀孕末期易患子晕、子痫；既往有肾病者，怀孕后易见浮肿；有严重贫血、心力衰竭、药物中毒者，容易导致死胎、堕胎、小产。

脉诊

脉缓弱者多为气虚，脉细弱者多为血虚；脉沉而细多因肾虚，脉细而数者多为肾阴虚；脉沉细而迟者多属肾阳虚。脉弦者多属肝郁气滞；脉涩而有力多有血瘀。脉缓滑者多属脾虚湿阻，脉沉而弱者，多属肾气虚损；脉滑数或弦数者，多见湿热邪毒。

脏腑辨证

◎ 肾气虚者

症见经行先后不定期，经行后期，经量过少，经色淡红，崩漏，经闭，胎动不安，不孕，难产，全身症状可见腰痛酸软、头晕、耳鸣、尿频、疲倦、面色晦暗。

◎ 肾阴虚者

症见经行后期或先期，经血量少、色鲜红，经闭，崩漏，经断前后诸证，胎动不安，不孕，全身症状可见口燥咽干、颧红、五心类热、失眠、盗汗。

◎ 肾阳虚者

症见经行腹泻，白带清稀，子肿，全身症状可见腰痛如折、畏寒、尿频量多、性欲减退、腹泻、水肿。

◎ 肝气郁结者

症见经量多少不定、经期先后不定，月经血色暗红，痛经，经闭，不孕，缺乳，全身症状可见乳房胀痛、胸闷、少腹胀痛、常欲太息、嗳气。

◎ 肝郁化火者

经行先期，量多、色紫红，崩漏，经行吐衄，妊娠恶阻，头痛，眩晕，耳鸣，目赤肿痛，口苦而干，烦躁易怒，胁痛，舌红，苔薄黄，脉弦数。

◎ 湿热下注者

症见带下色黄而臭秽，阴痒，全身症状可见烦躁、便秘、尿黄、口苦。

◎ 脾胃气虚者

症见经行先期，月经过多而色淡，崩漏，经闭，阴挺，全身症状可见面黄、口淡无味、不思饮食、食后腹胀。

◎ 肝血亏虚者

症见月经延后而量少，闭经，胎动不安，崩漏，脏躁，全身症状可见头晕、心悸、健忘、失眠。

气血辨证

◎ 气虚者

症见经行先期，量多色淡、质稀，崩漏，恶露不绝，阴挺，全身症状可见气短、乏力、头晕、目眩、小腹胀坠。

◎ 气滞者

症见经行后期，痛经，经闭，缺乳，全身症状可见胸闷、小腹胀痛或腹部有包块。

◎ 血虚者

症见经行延后，量少而色淡质稀，经闭，经后腹痛，缺乳，全身症状可见面色萎黄、指甲或口唇色淡无泽、头晕、心悸、失眠、疲乏、手足麻木。

◎ 血瘀者

症见经期不定，色紫有块，痛经，经闭，崩漏，产后腹痛，恶露不下或恶露不绝，全身症状可见小腹刺痛或有积块、肌肤甲错、口干不欲饮。

◎ 血热者

症见经行先期，月经过多而紫红黏稠，崩漏，胎动不安，恶露不绝，全身症状可见面红、口干、烦闷、尿黄、便秘。

◎ 血寒者

症见经行后期，量少而色暗，全身症状可见小腹冷痛、得热稍减、面色青白、形寒肢冷。

妇科疾病的食疗、女性体质的调理，应以整体观念、辨证论治为基本指导思想，依据临床表现，结合地理、气候、时间等多种因素，综合分析，在辨证、辨体（体质）的基础上进行食疗。常用的食疗治法主要有补肾养精法、养血柔肝法、疏肝解郁法、健脾益气法、清热解毒法、活血化瘀法等。

补肾养精

可选黑豆、芝麻、桑椹、枸杞子、葡萄、山茱萸、五味子、乌骨鸡、鹌鹑肉、鸽肉、鸽蛋、牛肉、牡蛎肉等。

养血柔肝

可选黄豆、大枣、龙眼肉、荔枝、桑椹、枸杞子、鸡肉、鸡蛋、鹌鹑蛋、当归、熟地、何首乌、阿胶等。

疏肝理气

选萝卜、小茴香、八角茴香、玫瑰花、月季花、青皮、佛手等。

健脾益气法

可选胡萝卜、甘蓝、芋头、山药、藕、南瓜、木耳、荞麦、糯米、薏苡仁、扁豆、火麻仁、南瓜子、猪肚、羊乳、红糖、蜂蜜、党参、太子参、白术、茯苓、山药。

活血化瘀法

可选韭菜、油菜、山楂、玫瑰花、桂花、桃仁、红花、益母草、水蛭等。

温经散寒法

可选大蒜、辣椒、酒、花椒、胡椒、小茴香、八角茴香、肉桂、艾叶、干姜等。

清热凉血法

可选生地、玄参、栀子、金银花、马齿苋、白茅根等。

清热解毒法

可选鱼腥草、蒲公英、土茯苓、丝瓜、苦瓜、荠菜、金荞麦等。

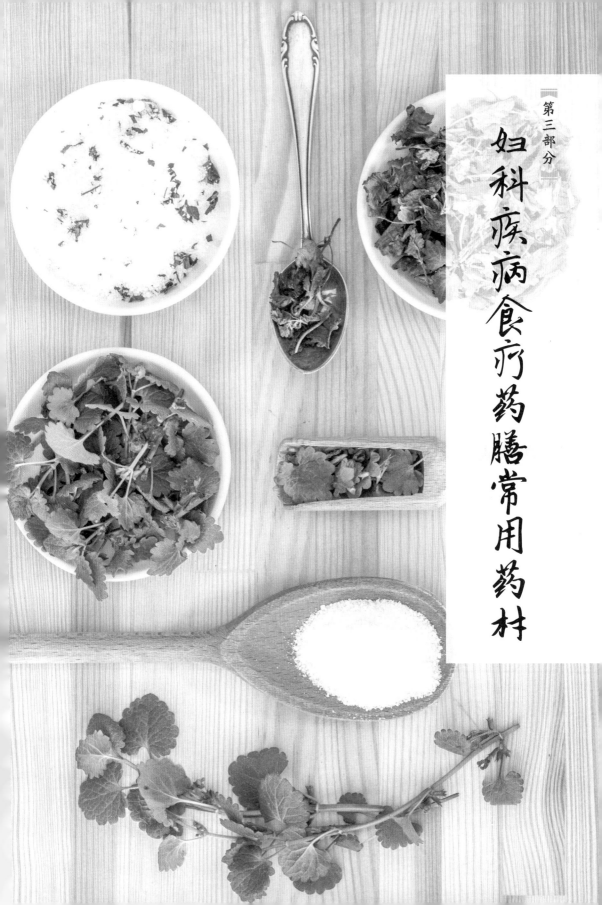

第三部分

妇科疾病食疗药膳常用药材

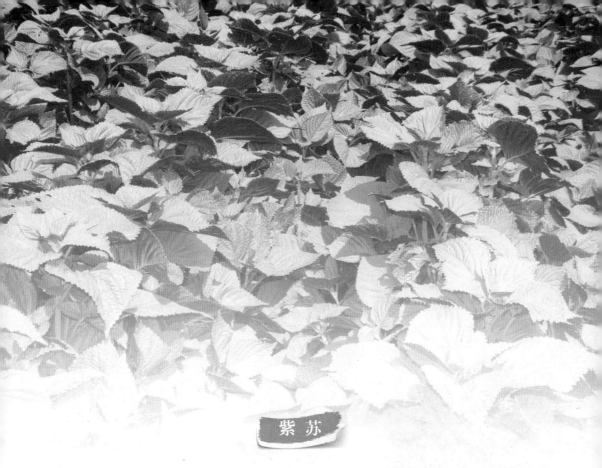

紫苏

『来　源』本品为唇形科植物紫苏的茎叶。

『性味归经』性温，辛。归肺、脾经。

『功能主治』发汗解表，行气宽中，解鱼蟹毒。用于感冒风寒，胸闷、呕恶，食鱼蟹所致吐泻腹痛等。

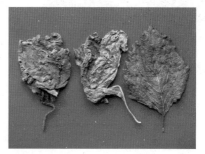

紫苏

选购提示

　　本品叶片多皱缩卷曲、碎破，完整者展平后呈卵圆形，长4~11厘米，宽2.5~9厘米。先端长尖或急尖，基部圆形或宽楔形，边缘具圆锯齿。两面紫色或上表面绿色，下表面紫色，疏生灰白色毛，下表面有多数凹点状的腺鳞。叶柄长2~7厘米，紫色或紫绿色。质脆。带嫩枝者，枝的直径2~5毫米，紫绿色，断面中部有髓。气清香，味微辛。

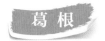

葛 根

『来　　源』为豆科多年生落叶藤本植物野葛的根。

『性味归经』性凉，味甘、辛。归脾，胃经。

『功能主治』退热，透疹，止渴，止泻。用于外感发热，麻疹透发不畅，热病口渴，阴虚消渴，热泄热痢，脾虚泄泻。

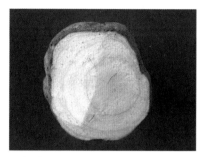

葛根

选购提示

呈纵切的长方形厚片或小方块，长5~35厘米，厚0.5~1厘米。外皮淡棕色，有纵皱纹，粗糙。切面黄白色，纹理不明显。质韧，纤维性强。无臭，味微甜。以块大、色白、质坚、粉性足、纤维少者为佳。

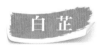

白 芷

『来　　源』为伞形科多年生草本植物白芷、杭白芷的根。

『性味归经』温，辛。归肺、胃经。

『功能主治』解表散寒，通窍止痛，燥湿止带。用于外感风寒所致头痛鼻塞；产后风寒湿痹，带下过多，乳痈肿痛。

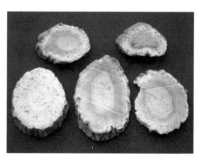

白芷

本品呈长圆锥形，长10~25厘米，直径1.5~2.5厘米。表面灰棕色或黄棕色，根头部钝四棱形或近圆形，有纵皱纹、支根痕及横向突起的皮孔，有的排列成四纵行。顶端有凹陷的茎痕。质硬，断面白色或灰白色，粉性足，形成层环棕色，近方形或近圆形，皮部密布棕色油点。气芳香，味辛、微苦。以干燥、根条肥大、体坚实、粉性足、香气浓郁者为佳。

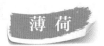

『来　　源』为唇形科植物薄荷或家薄荷的全草或叶。

『性味归经』辛，凉。归肝、肺经。

『功能主治』疏散风热，辟秽，解毒。用于外感风热，目赤头痛，咽喉肿痛，气胀食滞，疮疥，瘾疹等。

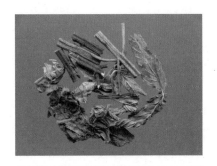

薄荷

本品茎呈方柱形，有对生分枝，长15~40厘米，直径2~4毫米，表面紫棕色或淡绿色，棱角处具茸毛，节间长2~5厘米，质脆，断面白色，髓部中空。叶对生，有短柄；叶片皱缩卷曲，完整者展平后呈宽披针形、长椭圆形或卵形，长2~7厘米，宽1~3厘米，上表面深绿色，下表面灰绿色，均有柔毛及腺鳞（扩大镜下观察呈凹点状）。茎上部轮伞花序腋生，花萼钟状，先端5齿裂，花冠淡紫色。揉搓后有特殊清凉香气，味辛凉。以叶多而肥、色绿、无根、干燥、香气浓者为佳。

⚠ **注意事项**　阴虚血燥，肝阳偏亢，表虚汗多者忌服。

桑 叶

〖来　源〗本品为桑科植物桑的干燥叶。

〖性味归经〗性寒，味甘、苦。归肺、肝经。

〖功能主治〗疏散风热，润燥止咳，清肝明目。用于风热感冒，肺热燥咳，头晕头痛，目赤昏花。

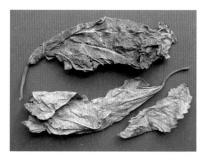
桑叶

选购提示

多皱缩，破碎。完整者有叶柄，叶片展平后为卵形、宽卵形，长8~15厘米，宽7~13毫米；先端渐尖，基部截形、圆形或心形，边缘有齿，有的作不规则分裂。上表面黄色绿色或浅黄棕色，可见小疣状突起；下表面色浅，叶脉突出，小脉网状，脉上被疏毛。质脆。气微，味淡、微苦涩。

菊 花

〖来　源〗为菊科多年生草本植物菊的头状花序。

〖性味归经〗性微寒，味辛、甘、苦。归肺、肝经。

〖功能主治〗疏散风热，平肝明目。用于风热感冒，发热头痛，目赤昏花，目暗昏花。

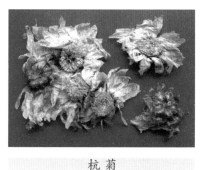
杭菊

亳菊　呈倒圆锥形或圆筒形，有时稍压扁呈扇形，直径1.5~3厘米，离散。总苞碟状；总苞片3~4层，卵形或椭圆形，草质，黄绿色或褐绿色，外面被柔毛，边缘膜质。花托半球形，无托片或托毛。舌状花数层，雌性，位于外围，类白色，劲直，上举，纵向折缩，散生金黄色腺点；管状花多数，两性，位于中央，为舌状花所隐藏，黄色，顶端5齿裂。瘦果不发育，无冠毛。体轻，质柔润，干时松脆。气清香，味甘、微苦。

滁菊　呈不规则球形或扁球形，直径1.5~2.5厘米。舌状花尖白色，不规则扭曲，内卷，边缘皱缩，有时可见淡褐色腺点；管状花大多隐藏。

贡菊　呈扁球形或不规则球形，直径1.5~2.5厘米。舌状花白色或类白色，斜升，上部反折，边缘稍内卷而皱缩，通常无腺点；管状花少，外露。

杭菊　呈碟形或扁球形，直径2.5~4厘米，常数个相连成片。舌状花类白色或黄色，平展或微折叠，彼此黏连，通常无腺点；管状花多数，外露。

均以花序完整、干燥、不散瓣、无梗叶、香气浓郁者为佳。

赤小豆

〖来　源〗为豆科植物赤小豆或赤豆的种子。

〖性味归经〗性平，味甘、酸。归心、小肠经。

〖功能主治〗利水除湿，消肿排脓，解毒。用于脚气浮肿、烦热口渴、痔疮、乳汁不通，黄疸，泻痢，便血，腹胀。

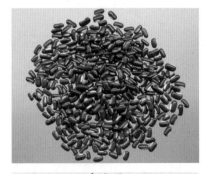

赤小豆

选购提示

赤小豆　呈长圆形而稍扁，长5~8毫米，直径3~5毫米。表面紫红色，无光泽或微有光泽；一侧有线形突起的种脐，偏向一端，白色，约为全长2/3，中间凹陷成纵沟；另侧有1条不明显的棱脊。质硬，不易破碎，子叶2，乳白色。无臭，味微甘。以身干，颗粒饱满，色赤红发暗者为佳。

赤豆　呈短圆柱形，两端较平截或钝圆，直径4~6毫米。表面暗棕红色，有光泽，种脐不突起。均以粒饱满、色紫红发暗者为佳。

芦根

〖来　　源〗为禾本科多年生草本植物芦苇的地下茎。

〖性味归经〗性寒，味甘。归肺、胃经。

〖功能主治〗清热除烦，化痰止咳，生津，止呕。用于热病烦躁口渴，胃热呕逆，肺热咳嗽等。

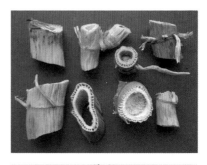

芦根

选购提示

鲜芦根　长圆柱形，有的略扁，长短不一，直径1~2厘米。表面黄白色，有光泽，外皮疏松可剥离。节呈环状，有残根及芽痕。体轻，质韧，不易折断。折断面黄白色，中空，壁厚1~2毫米，有小孔排列成环。气微，味甘。

芦根　呈扁圆柱形。节处较硬，节间有纵皱纹。

均以条粗壮、黄白色、有光泽、无须根、质嫩者为佳。

栀 子

『来　源』又名山栀，为茜草科栀子
树的成熟果实。

『性味归经』性寒，味苦。归心、肝、
肺、胃经。

『功能主治』清热泻火，凉血解毒。用
于热病发热心烦，吐血，衄血，尿血，月
经过多，疮疡肿毒。

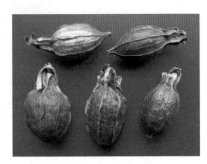

栀子

选购提示

　　本品呈长卵圆形或椭圆形，长1.5~3.5厘米，直径1~1.5厘米。表面红
黄色或棕红色，具6条翅状纵棱，棱间常有1条明显的纵脉纹，并有分枝。
顶端残存萼片，基部稍尖，有残留果梗。果皮薄而脆，略有光泽；内表面
色较浅，有光泽，具2~3条隆起的假隔膜。种子多数，扁卵圆形，集结成
团，深红色或红黄色，表面密具细小疣状突起。气微，味微酸而苦。

　　一般以个小、完整、仁饱满、内外色红者为佳。

决明子

『来　源』本品为豆科植物决明子或
草决明的干燥成熟种子。又称草决明，马
蹄决明，假绿豆。

『性味归经』性微寒，味甘、苦、咸。

『功能主治』清肝明目，润肠通便，祛
风止痛。用于阴虚阳亢所致头晕头痛，眼
暗不便，目赤肿痛，畏光多泪等。

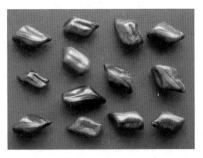

决明子

决明　略呈菱方形或短圆柱形，两端平行倾斜，长3~7毫米，宽2~4毫米。表面绿棕色或暗棕色，平滑有光泽。一端较平坦，另端斜尖，背腹面各有1条突起的棱线，棱线两侧各有1条斜向对称而色较浅的线形凹纹。质坚硬，不易破碎。种皮薄，子叶2，黄色，呈"S"形折曲并重叠。气微，味微苦。

小决明　呈短圆柱形，较小，长3~5毫米，宽2~3毫米。表面棱线两侧各有1片宽广的浅黄棕色带。

以籽粒饱满、均匀、色棕绿、干燥无杂质者为佳。

蒲公英

〔来　　源〕本品为菊科植物蒲公英、碱地蒲公英或同属数种植物的干燥全草。

〔性味归经〕性寒，味苦、甘。归肝、胃经。

〔功能主治〕清热解毒，用于热毒痈肿疮疡，肠痈，肺痈等；湿热黄疸，小便淋沥涩痛，带下等。

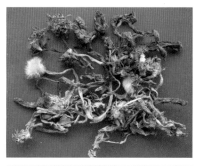
蒲公英

本品呈皱缩卷曲的团块。根呈圆锥形，多弯曲，长3~7厘米；表面棕褐色，抽皱；根头部有棕褐色或黄白色的茸毛，有的已脱落。叶基生，多皱缩破碎，完整叶片呈倒披针形，绿褐色或暗灰色，先端尖或钝，边缘浅裂或羽状分裂，基部渐狭，下延呈柄状，下表面主脉明显。花茎1至数条，每条顶生头状花序，总苞片多层，内面一层较长，花冠黄褐色或淡黄白色。有的可见多数具白色冠毛的长椭圆形瘦果。气微，味微苦。一般以叶多、色绿、根长者为佳。

熟地黄

『来　　源』为生地黄经加黄酒拌蒸至内外色黑、油润，或直接蒸至黑润而成。

『性味归经』甘，微温。归肝、肾经。

『功能主治』补血滋阴，益精填髓。用于血虚萎黄，眩晕，心悸失眠，月经不调，精血亏虚所致腰膝酸软，眩晕耳鸣等。

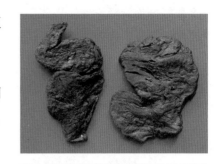

熟地黄

选购提示

不规则的块片、碎块，大小、厚薄不一。表面乌黑色，有光泽，黏性大。质柔软而带韧性，不易折断，断面乌黑色，有光泽。无臭，味甜。

土茯苓

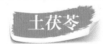

『来　　源』为百合科多年生常绿藤本植物光叶拔葜的块茎。

『性味归经』味微苦，性凉。归肺，膀胱经。

『功能主治』清热利湿、解毒，通利关节。用于湿热疮疡，湿疮，梅毒及梅毒性关节炎，关节疼痛，湿热下注所致小便赤涩疼痛、白带量多味臭。

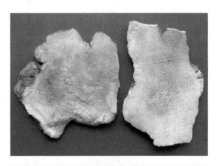

土茯苓

选购提示

表面黄棕色，粗糙，凹凸不平。突起的尖端有坚硬的须根残基，上端具茎痕。质坚硬，不易折断。平整断面呈类白色至红棕色，中间微见维管束小点，阳光下可见小亮点（黏液质），粉性；以断面色淡、粉性足者为佳。

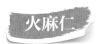

『来　　源』为玄参科多年生草本植物地黄的根。

『性味归经』味甘、苦，性寒。归心、肝、肾经。

『功能主治』清热凉血。用于热入营血所致舌绛、口渴，或身发斑疹，或阴虚火旺，咽喉肿痛；血热妄行引起的月经过多，吐血，经行衄血等症。

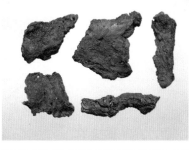

生地黄

选购提示

多呈不规则的团块状或长圆形，中间膨大，两端稍细，有的细小，长条状，稍扁而扭曲，长 6~12 厘米，直径 3~6 厘米。表面棕黑色或棕灰色，极皱缩，具不规则的横曲纹。体重，质较软而韧，不易折断，断面棕黑色或乌黑色，有光泽，具黏性。无臭，味微甜。

火麻仁

『来　　源』本品为桑科植物大麻的干燥成熟果实。

『性味归经』平，甘。归脾、胃、大肠经。

『功能主治』润肠通便，滋养补虚。用于老人、产妇及体弱津血不足的肠燥便秘，血虚须发不生，可以火麻仁熬油外敷头部。

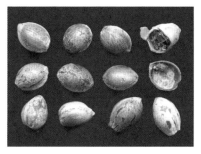

火麻仁

　　呈卵圆形，长4~5.5毫米，直径2.5~4毫米。表面灰绿色或灰黄色，有微细的白色或棕色网纹，两边有棱，顶端略尖，基部有1圆形果梗痕。果皮薄而脆，易破碎。气微，味淡。

槐 花

　　『来　源』为豆科落叶乔木槐的花蕾，商品称槐米。

　　『性味归经』性微寒，味苦。归肝、大肠经。

　　『功能主治』凉血止血，清肝降火。用于血热妄动行所致多种出血证，尤擅长于治疗下消化道出血之痔血、便血等。

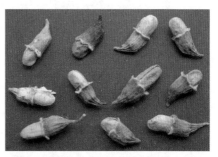

槐花

　　花瓣五片，黄白色，很薄。其中两瓣较大近圆形，顶端凹下，向外反曲，其他瓣呈长圆形。下面可见绿色筒状花蒂。花瓣中间有棕黄须状花蕊。体轻易碎。无臭，味微苦，以水浸之，水呈浅黄色。

马齿苋

　　『来　源』为马齿苋科植物马齿苋的干燥地上部分。

　　『性味归经』寒，酸。归肝、大肠经。

　　『功能主治』清热解毒，凉血止血，止痢。用于热毒血痢，产后血痢，痈肿疮疡。

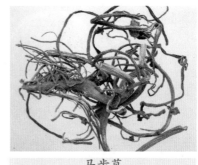

马齿苋

　　本品多皱缩卷曲，常结成团。茎圆柱形，长可达30厘米，直径0.1~0.2厘米，表面黄褐色，有明显纵沟纹。叶对生或互生，易破碎，完整叶片倒卵形，长1~2.5厘米，宽0.5~1.5厘米；绿褐色，先端钝平或微缺，全缘。花小，3~5朵生于枝端，花瓣5，黄色。蒴果圆锥形，长约5毫米，内含多数细小种子。气微，味微酸。以肥壮、酸味浓、无杂质者为佳。

鱼腥草

　　『来　　源』鱼腥草原名蕺菜，为三白草科植物蕺菜的根及全草，因其新鲜净叶中有一股浓烈的鱼腥气味而得名。

　　『性味归经』性微寒，味辛。归肺经。

　　『功能主治』清热解毒，消痈散肿。用于肺痈，痰热壅滞，咳吐脓血，痈肿疮疡，带下，尿路感染，尿频涩痛。

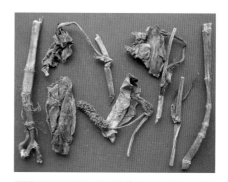

鱼腥草

　　本品茎呈扁圆柱形，扭曲，长20~35厘米，直径0.2~0.3厘米；表面棕黄色，具纵棱数条，节明显，下部节上有残存须根；质脆，易折断。叶互生，叶片卷折皱缩，展平后呈心形，长3~5厘米，宽3~4.5厘米；先端渐尖，全缘；上表面暗黄绿色至暗棕色，下表面灰绿色或灰棕色；叶柄细长，基部与托叶合生成鞘状。穗状花序顶生，黄棕色。搓碎有鱼腥气，味微涩。以叶多、色红、有花穗、鱼腥气浓者为佳。

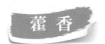

木 瓜

『来　　源』为蔷薇科植物贴梗海棠的干燥近成熟果实。

『性味归经』性温，味酸。归肝、脾、胃经。

『功能主治』舒筋活络，化湿和胃。用于产后风湿痹痛，筋脉拘挛，妊娠吐泻转筋。

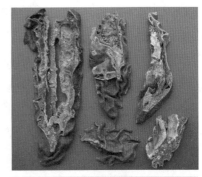

皱皮木瓜

选购提示

　　本品长圆形，多纵剖成两半，长4~9厘米，宽2~5厘米，厚1~2.5厘米。外表面紫红色或红棕色，有不规则的深皱纹；剖面边缘向内卷曲，果肉红棕色，中心部分凹陷，棕黄色；种子扁长三角形，多脱落。质坚硬。气微清香，味酸。以外皮抽皱、色紫红、质坚实、味酸香浓者为佳。

藿 香

『来　　源』为唇形科植物广藿香（枝香）或藿香（排香草、野藿香）的全草。

『性味归经』微温，辛。归肺、脾、胃经。

『功能主治』和中辟秽，祛湿解暑。用于脾胃湿阻所致脘腹痞闷，少食作呕，湿浊中阻所致呕吐恶心等。

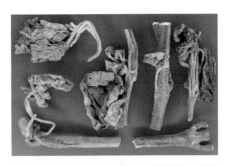

藿香

选购提示

本品茎略呈方柱形，多分枝，枝条稍曲折，长30~60厘米，直径0.2~0.7厘米；表面被柔毛；质脆，易折断，断面中部有髓；老茎类圆柱形，直径1~1.2厘米，被灰褐色栓皮。叶对生，皱缩成团，展平后叶片呈卵形或椭圆形，长4~9厘米，宽3~7厘米；两面均被灰白色茸毛；先端短尖或钝圆，基部楔形或钝圆，边缘具大小不规则的钝齿；叶柄细，长2~5厘米，被柔毛。气香特异，味微苦。

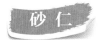

砂 仁

『来　源』亦名缩砂仁、缩砂蜜，为姜科植物阳春砂、绿壳砂或海南砂的干燥成熟的果实。

『性味归经』性温，辛。归脾、胃经。

『功能主治』芳香化湿，温脾止泻，理气安胎。用于湿阻气滞所致脘腹胀痛、纳呆吐泻，妊娠恶阻，胎动不安等。

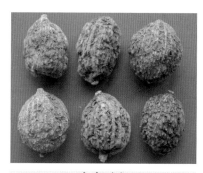

海南砂仁

选购提示

阳春砂、绿壳砂　呈椭圆形或卵圆形，有不明显的三棱，长1.5~2厘米，直径1~1.5厘米。表面棕褐色，密生刺状突起，顶端有花被残基，基部常有果梗。果皮薄而软。种子集结成团，具三钝棱，中有白色隔膜，将种子团分成3瓣，每瓣有种子5~26粒。种子为不规则多面体，直径2~3毫米；表面棕红色或暗褐色，有细皱纹，外被淡棕色膜质假种皮；质硬，胚乳灰白色。气芳香而浓烈，味辛凉、微苦。

海南砂　呈长椭圆形或卵圆形，有明显的三棱，长1.5~2厘米，直径0.8~1.2厘米。表面被片状、分枝的软刺，基部具果梗痕。果皮厚而硬。种子团较小，每瓣有种子3~24粒；种子直径1.5~2毫米。气味稍淡。

薏苡仁

『来　　源』为禾本科植物薏苡的种仁。

『性味归经』性凉，味淡、甘。归脾、肺经。

『功能主治』健脾益肺、消痈排脓，利湿止泻。用于经行泄泻，产后湿痹、筋脉拘挛，水肿，肺痈、肠痈，淋浊、湿热白带。

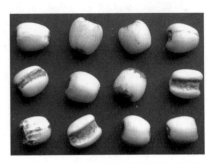
薏苡仁

选购提示

本品又名薏米、米仁、薏仁、苡仁、苡米等，呈宽卵形或长椭圆形，长4~8毫米，宽3~6毫米。表面乳白色，光滑，偶有残存的黄褐色种皮。一端钝圆，另端较宽而微凹，有1淡棕色点状种脐。背面圆凸，腹面有1条较宽而深的纵沟。质坚实，断面白色，粉性。气微，味微甜。以粒大充实，色白，无破碎者为佳。

佛手

『来　　源』本品为芸香科小乔木或灌木佛手柑的果实。

『性味归经』性温，味辛、苦、酸。归肺、脾、胃、肝经。

『功能主治』疏肝理气，化痰宽胸。用于肝气郁滞所致乳房胀痛、结块；妊娠痰多咳嗽等。

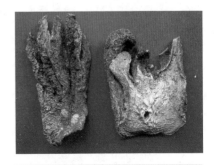
佛手

本品为类椭圆形或卵圆形的薄片，常皱缩或卷曲。长6~10厘米，宽3~7厘米，厚0.2~0.4厘米。顶端稍宽，常有3~5个手指状的裂瓣，基部略窄，有的可见果梗痕。外皮黄绿色或橙黄色，有皱纹及油点。果肉浅黄白色，散有凹凸不平的线状或点状维管束。质硬而脆，受潮后柔韧。气香，味微甜后苦。以片大、黄皮白肉、质坚、香气浓者为佳。

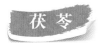

茯苓

〖来　源〗本品为多孔菌科真菌茯苓干燥菌核。

〖性味归经〗性平，味甘、淡。归心、脾经。

〖功能主治〗利水渗湿，健脾宁心。用于多种水肿，脾胃气虚，心悸失眠，更年期综合征等。

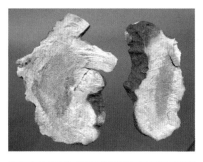

茯苓片

茯苓个　呈类球形、椭圆形、扁圆形或不规则团块，大小不一。外皮薄而粗糙，棕褐色至黑褐色，有明显的皱缩纹理。体重，质坚实，断面颗粒性，有的具裂隙，外层淡棕色，内部白色，少数淡红色，有的中间抱有松根。气微，味淡，嚼之黏牙。

茯苓块　为去皮后切制的茯苓，呈立方块状或方块状厚片，大小不一。白色、淡红色或淡棕色。

茯苓片　为去皮后切制的茯苓，呈不规则厚片，厚薄不一。白色、淡红色或淡棕色。

一般以体重坚实、外皮呈褐色而略带光泽、皱纹深、断面白色细腻、黏牙力强者为佳。

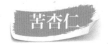

苦杏仁

『来　　源』为蔷薇科植物杏、山杏等的种仁。

『性味归经』性温，味甘、苦，有小毒。归肺、大肠经。

『功能主治』止咳化痰，润肠通便。用于多种咳嗽气喘，肠燥便秘。

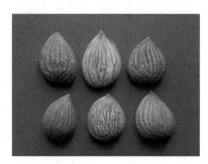

苦杏仁

选购提示

本品呈扁心形，长1~1.9厘米，宽0.8~1.5厘米，厚0.5~0.8厘米。表面黄棕色至深棕色，一端尖，另端钝圆，肥厚，左右不对称。尖端一侧有短线形种脐，圆端合点处向上具多数深棕色的脉纹。种皮薄，子叶2，乳白色，富油性。气微，味苦。以颗粒均匀、饱满、干燥、不破碎者为佳。

鸡内金

『来　　源』为雉科动物家鸡的砂囊内壁。

『性味归经』性平，味甘。归脾、胃、小肠、膀胱经。

『功能主治』消食积，健脾胃，涩遗精，止遗尿。主要用于饮食积滞，小儿疳积，遗尿等。

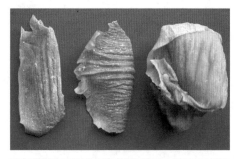

鸡内金

本品为不规则卷片，厚约 2 毫米。表面黄色、黄绿色或黄褐色，薄而半透明，具明显的条状皱纹。质脆，易碎，断面角质样，有光泽。气微腥，味微苦。以片大、完整、洁净、色鲜者为佳。

陈 皮

『来　源』为芸香科常绿小乔木植物橘及其栽培变种的成熟果皮。

『性味归经』性温，味辛、苦。归脾、肺经。

『功能主治』燥湿化痰，理气健脾。用于脾胃气滞所致脘腹胀满、呕吐腹泻者，亦用于湿痰、寒痰、壅肺之咳嗽多痰。

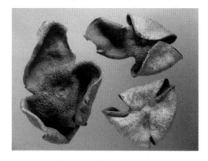

陈 皮

选购提示

广陈皮　呈不规则形的碎片状或剖成整齐 3 瓣，基部相连。外表面棕紫色或浅红色、稍粗糙、皱缩、有多数较大的油点，对光照视，油点更加透明清晰。内表面类白色，小麻点较多。质稍柔软，不易折断。气香浓郁，味辛，甘而略苦。

橘皮　常剥成数瓣，基部相连、有的破裂分离为不规则的片块。外表面橙红色或红棕色，有细皱纹及圆形小油点，对光照视，油点略清晰。内表面浅黄白色，粗糙、有小麻点。质稍硬而脆、易折断。气香，味辛、苦。

红花

〖来　　源〗为菊科植物红花的不带子房的干燥管状花。

〖性味归经〗味辛、甘、苦，性温。归肝、心经。

〖功能主治〗活血通经，散瘀止痛。用于恶露不行，跌仆损伤，疮疡肿毒，癥瘕积聚等。

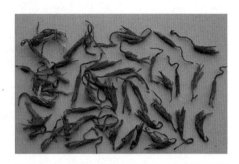

红花

选购提示

本品为不带子房的筒状花，长1~2厘米。表面红黄色或红色。花冠筒细长，先端5裂，裂片呈狭条形，长5~8毫米。雄蕊5，花药聚合成筒状，黄白色。柱头长圆柱形，顶端微分叉。质柔软。气微香，味微苦。以花细、色红而鲜艳、无枝刺、质柔润、手握软如茸毛者为佳。

麦芽

〖来　　源〗为禾本科一年生草本植物大麦的成熟果实经发芽干燥而成。

〖性味归经〗平，甘。归脾、胃、肝经。

〖功能主治〗消食和中。主要用于米面薯芋等食积不消，脘腹胀满，嗳气酸腐。大量有回乳消胀功能，用于产妇欲回乳断奶者。

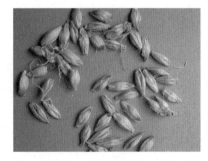

麦芽

妇科疾病食疗药膳

本品呈梭形，长8~12毫米，直径3~4毫米。表面淡黄色，背面为外稃包围，具5脉；腹面为内稃包围。除去内外稃后，腹面有1条纵沟；基部胚根处生出幼芽及须根，幼芽长披针状条形，长约0.5厘米。须根数条，纤细而弯曲。质硬，断面白色，粉性。无臭，味微甘。以色黄粒大、饱满、芽完整者为佳。

⚠ **注意事项**　乳期妇女不宜使用。

酸枣仁

『来　　源』亦名枣仁、酸枣核，为鼠李科植物酸枣的干燥成熟种子。

『性味归经』性平，甘、酸。归肝、胆、心经。

『功能主治』养肝，宁心，敛汗。主要用于心肝血虚，虚烦失眠，惊悸健忘，失眠多梦等。

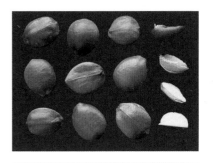

酸枣仁

本品呈扁圆形或扁椭圆形，长5~9毫米，宽5~7毫米，厚约3毫米。表面紫红色或紫褐色，平滑有光泽，有的具纵裂纹。一面较平坦，中间有1条隆起的纵线纹；另一面稍凸起。一端凹陷，可见线形种脐；另端有细小凸起的合点。种皮较脆，胚乳白色，子叶2，浅黄色，富油性。气微、味淡。以粒大、饱满、有光泽、外皮红棕色、种仁色黄白者为佳。

小 蓟

『来　　源』为菊科植物刺儿菜或刻叶刺儿菜的地上部分或根。

『性味归经』性凉，味甘、苦。归心、肝、小肠经。

『功能主治』凉血止血，消痈解毒。用于血热妄行所致便血、崩漏，尿血，血淋，热毒痈肿，产后子宫收缩不全及血崩等。

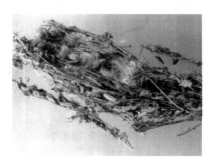

小蓟

选购提示

刺儿菜　茎呈圆柱形，常已折断，直径2~3毫米，微带紫棕色，表面无毛或有柔毛及纵棱。质脆，折断面纤维状，中空。叶片大多破碎不全，皱缩而卷曲，黄绿色，边缘微波状，有金黄色针刺，茎端有头状花序，总苞钟形，苞片黄绿色，5~6裂，花冠多脱落，冠毛羽壮状常外露。气微，味微苦涩。

刻叶刺儿菜　茎比刺儿菜粗而长，直径3~5毫米。叶的边缘有缺刻，具有多数刺毛，气味同上。以上两种，均以色灰绿、质嫩、叶多、无根者为佳。

白茅根

『来　　源』为禾本科植物白茅的根茎，根茎密生鳞片。

『性味归经』性寒，味甘，无毒。

『功能主治』凉血止血，清热利尿。用于吐血衄血，热病烦渴，胃热呕逆，小便淋痛，水肿，黄疸等症。

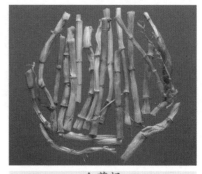

白茅根

本品呈长圆柱形，长30~60厘米，直径0.2~0.4厘米。表面黄白色或淡黄色，微有光泽，具纵皱纹，节明显，稍突起，节间长短不等，通常长1.5~3厘米。体轻，质略脆，断面皮部白色，多有裂隙，放射状排列，中柱淡黄色，易与皮部剥离。无臭，味微甜。以根条粗长、色白、甜味浓、无杂质者为佳。

益母草

〖来　　源〗为唇形科一年生或二年生草本植物益母草的地上部分。

〖性味归经〗味苦、辛，性微寒。归肝、心、膀胱经。

〖功能主治〗活血调经，利水消肿。用于血瘀经闭，痛经，产后瘀滞腹痛，恶露不尽等。

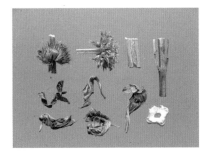

益母草

选购提示

鲜益母草　幼苗期无茎，基生叶圆心形，边缘5~9浅裂，每裂片有2~3钝齿。花前期茎呈方柱形，上部多分枝，四面凹下成纵沟，长30~60厘米，直径0.2~0.5厘米；表面青绿色；质鲜嫩，断面中部有髓。叶交互对生，有柄；叶片青绿色，质鲜嫩，揉之有汁；下部茎生叶掌状3裂，上部叶羽状深裂或浅裂成3片，裂片全缘或具少数锯齿。气微，味微苦。

干益母草　茎表面灰绿色或黄绿色；体轻，质韧，断面中部有髓。叶片灰绿色，多皱缩、破碎、易脱落。轮伞花序腋生，小花淡紫色，花萼筒状，花冠二唇形。切段者长约2厘米。

以枝叶肥壮、色灰绿、带有紫红色花者为佳。

罗汉果

『来　　源』 为葫芦科植物罗汉果的成
熟干燥果实。

『性味归经』 性凉，味甘。

『功能主治』 清热润肺，润喉止渴，润
肠通便。用于肺热燥咳，咽痛失音，肠燥
便秘。

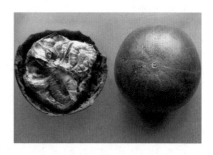

罗汉果

选购提示

本品呈卵形、椭圆形或球形，长4.5~8.5厘米，直径3.5~6厘米。表面
褐色、黄褐色或绿褐色，有深色斑块及黄色柔毛，有的有6~11条纵纹。顶
端有花柱残痕，基部有果梗痕。体轻，质脆，果皮薄，易破。果瓤（中、
内果皮）海绵状，浅棕色。种子扁圆形，多数，长约1.5厘米，宽约1.2厘
米；浅红色至棕红色，两面中间微凹陷，四周有放射状沟纹，边缘有槽。
气微，味甜。

西洋参

『来　　源』 为五加科多年生草本
植物西洋参的根。

『性味归经』 味甘、微苦，性寒。
归心、肺、肾经。

『功能主治』 补气养阴，清火生
津。用于元气不足，肺胃阴虚，热盛
津伤所致的肺虚干嗽，失血，咽干，
口渴，烦热疲倦。

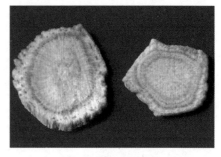

西洋参

干燥根略呈圆柱形而带纺锤状，长2~6厘米，粗0.5~1厘米，外表现细横纹及不规则的纵皱，顶端的细纹较密而呈环状。折断面平坦，淡黄色，有暗色形成层环，并散有多数红棕色树脂管及细管。

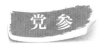

党 参

〖来　　源〗为桔梗科多年生草本植物党参、素花党参或川党参的干燥根。

〖性味归经〗味甘，性平。入脾、肺经。

〖功能主治〗补中益气。主要用于脾肺气虚所致倦怠，气短，喘促，食少，面目浮肿，久泻，脱肛等。

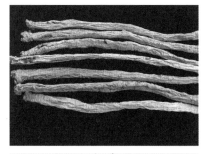

党参

党参多呈长圆锥形。根粗稍细，少有分枝。因生长年限不等，根长8~30厘米，直径0.5~2.5厘米。表面灰褐色或灰棕色。顶生经年退化或蜂窝状的基痕，俗称"狮子盘头"。近芦头处有紧密的环状横皱纹，向下逐渐稀疏，约至全体之半。全体有较深的纵皱纹，并有横纹根痕。皮松肉紧。质坚体轻，有弹性、易折断。断面淡黄棕色，外皮曲折环绕，有裂隙或射状花纹，松紧不一，中间有一黄色圆心，有细小致密之孔，有特异气味，味甘甜浓厚，嚼之无渣。

白术

『来　　源』为菊科多年生草本植物白术的根茎。

『性味归经』味苦、甘，性温。归脾、胃经。

『功能主治』补脾燥湿，利水，止汗。主要用于脾胃虚弱，食少，腹胀，倦怠，腹泻，痰饮，水肿，表虚自汗。

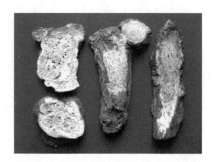

白术

选购提示

　　根茎略呈圆柱状块形，下部两侧膨大，长3~6厘米，直径2~4厘米。表面灰黄色或棕色，有瘤状突起及断续的纵皱纹和须根痕，顶端有茎基和芽痕。质坚实，不易折断，横断面不平坦，淡黄色至淡棕色，并有棕色油室散在，多孔隙。膨大部分的横断面，油室较多且明显。气清香，味甘微辛，略带黏液性。

阿胶

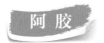

『来　　源』阿胶系脊椎动物门哺乳纲奇蹄目马科动物驴的皮。

『性味归经』性平，味甘。归肺、肝、肾经。

『功能主治』滋阴润燥，补血，止血。用于心肝血虚萎黄，眩晕心悸，虚劳咯血、吐血、便血、尿血、崩漏，血痛，血枯，经水不调，无子，崩中带下，胎前产后诸疾。

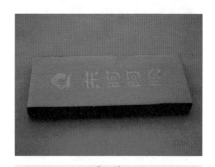

阿胶

本品呈长方形块、方形块或丁状。表皮棕色至黑褐色，有光泽。碎片对光照视呈棕色半透明状。质硬而脆，断面光亮。以直干、色棕黑、光亮、透明、无腥臭气、经夏不变软者为佳。

黄芪

『来　　源』为豆科植物蒙古黄芪或荚膜黄芪的干燥根。

『性味归经』甘、微温。归脾、肺经。

『功能主治』益气升阳，固表止汗，托疮生肌，利水消肿。用于脾肺气虚的倦怠乏力、纳差腹胀，中气下陷的脱肛、子宫脱垂；表虚不固的自汗，气血不足所致疮疡内陷、脓成不溃或久溃不敛；水肿、小便不利等症。

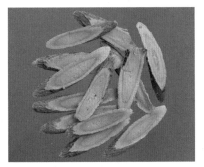

黄芪

干燥的根呈圆柱形，极少有分枝，上端较粗，下端较细，两端平坦，长20~70厘米，粗1~3厘米。一般在顶端带有较粗大的根头，并有茎基残留。表面灰黄色或淡棕褐色，全体有不规则的纵皱纹或纵沟。皮孔横向，细长，略突起。质硬略韧，坚实有粉性，折断面纤维性甚强，呈毛状；皮部黄白色，有放射状弯曲的裂隙，较疏松；木质部淡黄色至棕黄色，有多少不等的放射状弯曲的裂隙；老根断面木质部有时枯朽而呈黑褐色，甚至脱落而成空洞。气微弱而特异，味微甜，嚼之有豆腥气。

山药

『来　　源』为薯蓣科植物薯蓣的根茎。

『性味归经』甘，平。归脾、肺、肾经。

『功能主治』补气健脾，用于脾虚气弱，食少便溏或泄泻。补肺养阴，用于肺虚喘咳。补肾固精，用于肾虚遗尿、尿频、遗精、白带过多。生津止渴，用于消渴。

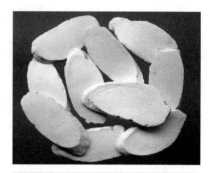

山药

选购提示

本品略呈圆柱形，弯曲而稍扁，长15~30厘米，直径1.5~6厘米。表面黄白色或淡黄色，有纵沟、纵皱纹及须根痕，偶有浅棕色外皮残留。体重，质坚实，不易折断，断面白色，粉性。无臭，味淡、微酸，嚼之发黏。光山药呈圆柱形，两端平齐，长9~18厘米，直径1.5~3厘米。表面光滑，白色或黄白色。以质坚实、粉性足、色洁白、干燥者为佳。

甘草

『来　　源』为豆科多年生草本植物甘草、胀果甘草或光果甘草的根及根茎。

『性味归经』性平，味甘。归心、肺、脾、胃经。

『功能主治』补中益气，清热解毒，化痰止咳，缓急止痛，调和药性。用于心悸，脉结代，咳嗽痰多，脘腹及四肢挛痛，热毒疮疡，咽喉肿痛，药物、食物中毒等。

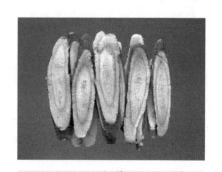

甘草

妇科疾病食疗药膳

　　甘草　根呈圆柱形，长25~100厘米，直径0.6~3.5厘米。表面红棕或灰棕色，具显著的纵皱纹、沟纹、皮孔及稀疏的细根痕。质坚实，断面略显纤维性，黄白色，粉性，形成层环明显，射线放射状，有的有裂隙。根茎表面有芽痕，断面中部有髓。气微，具特异的甘草甜味。

　　胀果甘草　根及根茎木质粗壮，有的有分枝，外皮粗糙，多灰棕或灰褐色。质坚硬，木纤维多，粉性小。根茎不定芽多而粗大。

　　光果甘草　根及根茎质地较坚实，有的有分枝，外皮不粗糙，多灰棕色，皮孔细而不明显。

　　均以皮细而紧、质坚体重、红棕色、粉性大、甜味浓、干燥无杂质者为佳。

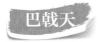

巴戟天

　　〖来　　源〗本品为茜草科巴戟属多年生藤本植物。

　　〖性味归经〗味辛，性温。归肝、肾经。

　　〖功能主治〗补肾壮阳，强筋壮骨，祛风湿。主要用于少腹冷痛，遗尿，宫冷不孕，风湿疼痛，肾虚腰脚无力，痿痹瘫痪。

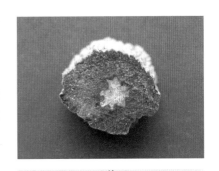

巴戟天

　　干燥的根呈弯曲扁圆柱形或圆柱形，长度不等，直径约1~2厘米。表面灰黄色。有粗而不深的纵皱纹及深陷的横纹，甚至皮部断裂而露出木部，形成长约1~3厘米的节，形如鸡肠，故土名"鸡肠风"。折断面不平，横切面多裂纹；皮部呈鲜明的淡紫色，木部黄棕色，皮部宽度为木部的两倍。气无，味甜而略涩。以条大、肥壮、连珠状、木心小、细润、色紫黑、干燥无泥沙者为佳。

益智仁

『来　　源』为姜科植物益智的成熟种仁。

『性味归经』性温，辛。归脾、肾经。

『功能主治』补肾固精，温脾止泻，摄涎唾，缩尿液。主要用于阳虚不固冷所致的尿频、遗尿、白浊、带下，脾肾虚寒泄泻，口涎较多等。

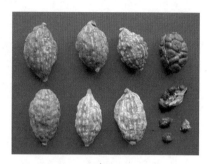

益智仁

选购提示

呈橄榄形或椭圆形，两端尖，长1~2厘米，直径1~1.3厘米。表面棕色或灰棕色，有10多条维管束纵走隆起。果柄痕迹隐约可见，果皮薄而韧，与种子紧贴。种子团被隔膜分成三瓣，每瓣有种子6~11粒，成2或3行纵向排列。种子具钝棱，呈类圆形不规则块状，径约3毫米，棕色，有淡黄色的假种皮，腹面中央有稍凹陷的种脐。断面类白色，粉性。

当归

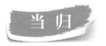

『来　　源』为伞形科多年生草本植物当归的根。

『性味归经』味甘、辛，性温。归肝、心、脾经。

『功能主治』补血调经，活血止痛。用于血虚血瘀所致月经不调、痛经、经闭、崩漏，跌打损伤瘀痛，产后瘀滞腹痛，风湿痹痛及经络不利等。

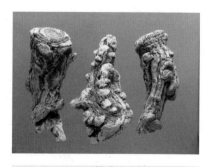

当归

妇科疾病食疗药膳

根略呈圆柱形全长10~25厘米，表面黄棕色或棕褐色，有纵皱纹及横长皮孔，根头略膨大，直径1.5~4厘米，顶端残留叶鞘和茎基。主根粗短，长1~3厘米，直径1.5~3厘米，下部有2~10多条支根，多扭曲。质较柔韧，折断面黄白色或淡黄棕色。皮部厚，有棕油点，形成层呈黄色不状，本部色较淡，有棕色放射状纹理。有浓郁香气，味甘、辛、微苦。

白 芍

『来　　源』本品为毛茛科植物芍药的干燥根。

『性味归经』苦、酸，微寒。归肝经。

『功能主治』养血敛阴，柔肝止痛，平潜肝阳。用于月经不调，经行腹痛，崩漏，自汗、盗汗，肝气不和所致的胁痛、腹痛，手足拘挛疼痛，肝阳亢盛所引起的头痛、眩晕。

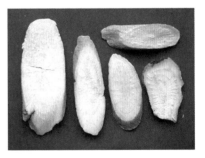

白芍

呈圆柱形，粗细较均匀，两端平截。长5~18厘米，直径1~3厘米。表面类白色至浅红棕色，光滑，有细纵皱及细根痕，隐约可见横长皮孔，偶有未去干净的残存棕褐色外皮。质坚实，不易折断，断面类白色或微带棕红色，略角质样，木部可见放射纹理。以根粗、坚实、无白心或裂隙者为佳。

百　合

『来　源』为百合科多年生草本植物百合和细叶百合的肉质鳞茎，因其鳞茎由二三十瓣重叠累生而名。

『性味归经』微寒，甘。归心、肺经。

『功能主治』润肺止咳，宁心安神。用于肺燥或肺热咳嗽，热病后余热未净所致烦躁失眠、神思恍惚等。

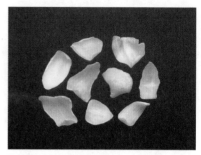

百　合

选购提示

本品呈长椭圆形，长2~5厘米，宽1~2厘米，中部厚1.3~4毫米。表面类白色、淡棕黄色或微带紫色，有数条纵直平行的白色维管束。顶端稍尖，基部较宽，边缘薄，微波状，略向内弯曲。质硬而脆，断面较平坦，角质样。以瓣匀肉厚、色黄白、质坚、筋少者为佳。

何首乌

『来　源』何首乌为蓼科多年生缠绕草本植物何首乌的块根，其藤茎或带叶藤茎为夜交藤。

『性味归经』制首乌甘、涩，微温；归肝、肾经。生首乌甘、苦，平；归心、肝、大肠经。

『功能主治』制首乌可补益精血，固肾乌须，用于心肝血虚所致头昏，心悸，失

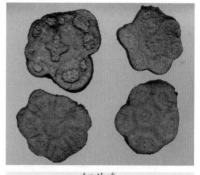

何首乌

眠，面萎，肝肾亏虚所致腰膝酸软，遗精，须发早白等。生首乌可截疟解毒，润肠通便，用于肠燥便秘及痈疽、瘰疬等。

选购提示

本品呈团块状或不规则纺锤形，长6~15厘米，直径4~12厘米。表面红棕色或红褐色，皱缩不平，有浅沟，并有横长皮孔及细根痕。体重，质坚实，不易折断，断面浅黄棕色或浅红棕色，显粉性，皮部有4~11个类圆形异型维管束环列，形成云锦状花纹，中央木部较大，有的呈木心。以质坚体重、粉性足者为佳。

北沙参

『来　源』本品包括为伞形科植物珊瑚菜（北沙参）或桔梗科植物杏叶沙参、轮叶沙参（均为南沙参）的根。

『性味归经』甘，微寒。归肺、胃经。

『功能主治』润肺止咳，养胃生津。用于阴虚肺燥所致干咳少痰，或久咳声哑等症。

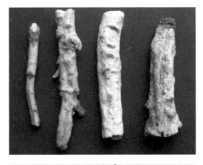

北沙参

选购提示

去皮北沙参细长圆柱形，长15~35厘米，中部直径0.3~1厘米；顶端略细，具断茎残痕，中部稍粗，下端渐细，表面淡黄白色，显粗糙，有细纵皱纹或沟纹及细裂隙，并有棕黄色皮孔和多数突点状须根残留。全体糊化角质样。质硬而脆，易折断，断面不整齐，显射线状花纹，中部有白色或淡黄色不质心，约占直径1/3，形成层环状，棕黄色，韧皮部淡黄白色，气微，味淡味甘。带皮生晒北沙参，外皮淡棕色，断面韧皮部白色粉性，其余同上。以根条细长均匀、内碴淡黄白色或白色、质坚脆者为佳。

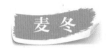

麦 冬

『来　　源』为百合科多年生草本植物麦冬的块根。

『性味归经』味甘、微苦，性微寒。归心、肺、胃经。

『功能主治』养阴润肺，益胃生津。肺阴虚燥热所致干咳痰黏、劳热咳嗽，胃阴虚所致口渴咽干、大便燥结，温病热扰心营所致心烦不眠、舌绛而干等。

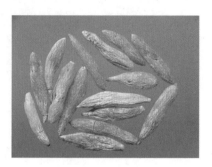

麦冬

选购提示

本品呈纺锤形，两端略尖，长1.5~3厘米，直径0.3~0.6厘米。表面黄白色或淡黄白，有细纵纹。质柔韧，断面黄白色，半透明，中柱细小。均以个大、肥壮、半透明、质柔、色黄白、有香气、嚼之发黏、干燥无须根者为佳。

芡 实

『来　　源』为睡莲科一年生水生草本植物芡的成熟种仁。

『性味归经』性平，味甘、涩。归脾、肾经。

『功能主治』益肾固精，健脾止泻。主要用于脾虚久泻，带下。

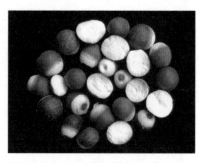

芡实

　　本品呈类球形，多为破粒。完整者直径5~8毫米。表面有棕红色内种皮，一端黄白色，约占全体1/3，有凹点状的种脐痕，除去内种皮显白色。质较硬，断面白色，粉性。以颗粒饱满、均匀、粉性足、无破碎、干燥无杂质者为佳。

枸杞子

　　『来　　源』为茄科落叶灌木植物宁夏枸杞的成熟果实。

　　『性味归经』性平，味甘。归肝、肾经。

　　『功能主治』补肝益肾，明目。用于肝肾不足所致腰酸遗精，头晕目眩，视力减退，消渴等。

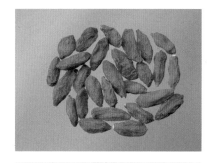

枸杞子

　　本品呈类纺锤形或椭圆形，长6~20毫米，直径3~10毫米。表面红色或暗红色，顶端有小突起状的花柱痕，基部有白色的果梗痕。果皮柔韧，皱缩；果肉肉质，柔润。种子20~50粒，类肾形，扁而翘，长1.5~1.9毫米，宽1~1.7毫米，表面浅黄色或棕黄色。以外观红色或紫红色、质柔软、多糖质、滋润、味甜、大小均匀，无油粒、破粒、杂质、虫蛀、霉变等现象者为佳。尤以粒大、肉厚、籽少者最为上品。

石 斛

『来　源』为兰科多年生草本植物环草石斛、马鞭石斛、黄草石斛、铁皮石斛、金钗石斛的茎。

『性味归经』味甘，性微寒。归胃、肾经。

『功能主治』养阴清热，益胃生津。用于热病伤津，低热烦渴，胃阴不足所致口渴咽干、食少呕逆、胃脘嘈杂、舌光少苔，肾虚目暗，视力减退，内障失明等。

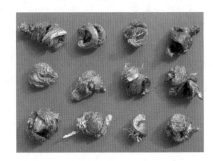

石斛

选购提示

鲜石斛　呈圆柱形或扁圆柱形，长约30厘米，直径0.4~1.2厘米。表面黄绿色，光滑或有纵纹，节明显，色较深，节上有膜质叶鞘。肉质，多汁，易折断。气微，味微苦而回甜，嚼之有黏性。

金钗石斛　呈扁圆柱形，长20~40厘米，直径0.4~0.6厘米，节间长2.5~3厘米。表面金黄色或黄中带绿色，有深纵沟。质硬而脆，断面较平坦。味苦。

铁皮石斛　呈螺旋形或弹簧状，一般为2~4个旋纹，茎拉直后长3.5~8厘米，直径0.2~0.3厘米，表面黄绿色，有细纵皱纹，一端可见茎基部留下的短须根，质坚实，易折断，断面平坦，嚼之有黏性。

马鞭石斛　呈长圆锥形，长40~120厘米，直径0.5~0.8厘米，节间长3~4.5厘米。表面黄色至暗黄色，有深纵槽。质疏松，断面呈纤维性。味微苦。

黄草石斛　长30~80厘米，直径0.3~0.5厘米，节间长2~3.5厘米。表面金黄色至淡黄褐色，具纵沟。体轻，质实，易折断，断面略呈纤维性。嚼之有黏性。

以色金黄、有光泽、质柔韧者为佳。

覆盆子

〖来　源〗为蔷薇科植物华东覆盆子的未成熟果实。

〖性味归经〗性微温，味酸、甘。归肝、肾经。

〖功能主治〗固精缩尿，益肝肾明目。用于肾虚所致阳痿、不孕，肾虚遗尿、尿频，精血亏损所致目暗不明。

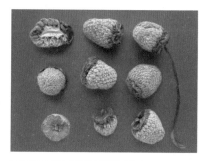

覆盆子

选购提示

本品为聚合果，由多数小核果聚合而成，呈长圆锥形或偏圆锥形，长0.6~1.3厘米，直径0.5~1.2厘米。表面黄绿色或淡棕色，具有5~8条纵棱。顶端残留萼片，另一端稍尖，有果柄痕，果皮薄皮而脆，内表面呈红黄色，有光泽，具2~3条隆起的假隔膜，内有多数种子，黏结成团。种子扁圆形，深红色或红黄，密具细小疣状突起。浸入水中可使水染成鲜黄色。体轻，质硬。气微，味微酸涩。

乌梅

〖来　源〗为蔷薇科植物梅的近成熟果实。

〖性味归经〗性平，味酸、涩。归肝、肺、大肠经。

〖功能主治〗敛肺止咳，涩肠止泻，安蛔，生津。用于肺虚久咳少痰或无痰，湿热泻痢、大便脓血，蛔厥腹痛，呕吐，消渴。

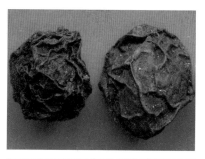

乌梅

呈扁圆形或不规则球形，直径1.5~3厘米。表面棕黑色至乌黑色，皱缩不平，一端有明显的圆脐。果肉质柔软，可剥离。核果坚硬，凹凸不平，棕黄色内含淡黄色种仁1粒。果肉稍有特异酸气及烟熏气，味极酸。

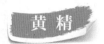

黄 精

『来　　源』本品为百合科植物黄精的根茎。

『性味归经』性平，味甘。归脾、肺经。

『功能主治』补脾润肺。用于脾胃虚弱，肺虚咳嗽，消渴，虚赢等。

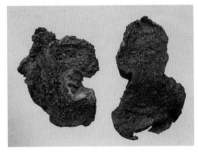

黄 精

选购提示

大黄精　呈肥厚肉质的结节块状，结节长可达10厘米以上，宽3~6厘米，厚2~3厘米。表面淡黄色至黄棕色，具环节，有皱纹及须根痕，结节上侧茎痕呈圆盘状，圆周凹入，中部突出。质硬而韧，不易折断，断面角质，淡黄色至黄棕色。

鸡头黄精　呈结节状弯柱形，长3~10厘米，直径0.5~1.5厘米。结节长2~4厘米，略呈圆锥形，常有分枝；表面黄白色或灰黄色，半透明，有纵皱纹，茎痕圆形，直径5~8毫米。

姜形黄精　呈长条结节块状，长短不等，常数个块状结节相连。表面灰黄色或黄褐色，粗糙，结节上侧有突出的圆盘状茎痕，直径0.8~1.5厘米。

均以块大肥润、色黄、断面呈角质透明者为佳。味苦者不可药用。

桑椹

〖来　源〗本品为桑科植物桑的干燥果穗。

〖性味归经〗性寒，味甘、酸。归肝、肾经。

〖功能主治〗滋阴养血。用于眩晕耳鸣，心悸失眠，须发早白，津伤口渴，内热消渴，血虚便秘。

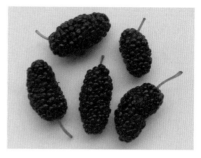

桑椹

选购提示

　　本品为聚花果，由多数小瘦果集合而成，呈长圆形，长1~2厘米，直径0.5~0.8厘米。黄棕色、棕红色至暗紫色，有短果序梗。小瘦果卵圆形，稍扁，长约2毫米，宽约1毫米，外具肉质花被片4枚。以果大、饱满、光亮、甜味浓、洁净者为佳。

肉豆蔻

〖来　源〗本品为肉豆蔻科植物肉豆蔻的种仁。

〖性味归经〗性温，味辛。归脾、胃、大肠经。

〖功能主治〗温中行气，涩肠止泻。用于脾肾虚寒泄泻，脾胃虚寒，气滞腹痛等。

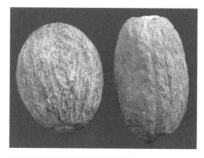

肉豆蔻

　　呈球形、卵圆形或椭圆形，长2~3.5厘米，横径2厘米左右，表面多附有一层石灰粉或滑石粉白衣。原品表面灰褐色或淡褐色，显粗糙，满布网脉状沟纹。一端有稍凸起的肿脐，另一端有微凹入的合点。两点之间有一条脊沟。质坚硬，不易碎，破开后断面有淡棕色与棕色交错的斑纹，形成大理石样纹理。富油性，气香烈，味香凉而微苦辛，久嚼则溶化。以个大、坚实、体圆滑者为佳。

玉 竹

　　『来　　源』本品为百合科植物玉竹的干燥根茎。又称女萎、葳蕤。

　　『性味归经』性微寒，味甘。

　　『功能主治』养阴润燥，滋养气血，生津止渴。用于老年体衰，糖尿病，高脂血症，心力衰竭，中毒性心肌炎等。

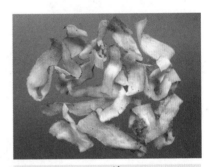

玉 竹

　　本品根皮呈不规则的长条状，扭曲而稍卷，大小不一，厚2~5厘米。外表面黄色，粗糙。有皱纹及灰白色横向皮孔，粗皮常呈鳞片状剥落，剥落处红棕色。内表面黄棕色至红棕色，平坦，有细致的纵向纹理。质韧，折断面呈裂片状，可层层剥离。气微，味苦而涩。树皮呈板块状，厚约至8毫米，粗皮较厚，外表面龟裂状，内表面较粗糙。

车前子、车前草

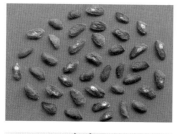

车前子

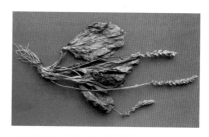

车前草

〖来　　源〗车前子为车前科多年生草本植物车前或平车前的成熟种子，车前草则为其全草，二者皆可入药。

〖性味归经〗车前子味甘、寒，归肝、肾、膀胱经。车前草甘、寒，归肾、肺、小肠经。

〖功能主治〗车前子清热利水，祛痰止咳，明目；用于治小便不通、淋浊、带下、尿血、暑湿泻痢、咳嗽多痰、目赤障翳。车前草功能清热利尿、祛痰、凉血、解毒；用于水肿尿少，热淋涩痛，暑湿泻痢，痰热咳嗽，吐血衄血，痈肿疮毒。

选购提示

药材根据形状和产地不同分为大粒车前子与小粒车前子。

大粒车前子　呈椭圆形或不规则长圆形，稍扁，长2毫米，宽1毫米。表面棕褐色或黑棕色，略有光泽。扩大镜下观察，可见细密网纹，背面微隆起，腹面略平坦，边缘较薄，中央有一椭圆形灰白色略凹陷的种脐。质坚硬，切面可见乳白色胚及胚乳，粉质。气无，味淡，嚼之有黏性。放入水中，外皮有黏液释出。以粒大饱满、干燥、色黑亮润、无杂质者为佳。

小粒车前子　为平车前的种子。呈椭圆形或不规则长圆形，稍扁，长1~1.5毫米，宽不足1毫米，其余与上种相似。以粒大饱满、干燥、色黑亮润、无杂质者为佳。

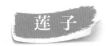

莲子

『来　　源』为睡莲科植物莲的果实或种子。

『性味归经』性平，味甘、涩。归心、脾、肾经。

『功能主治』益肾固精，补脾止泻，养心安神。主要用于失眠多梦，惊悸怔忡，淋浊，久痢虚泻，崩漏，带下等。

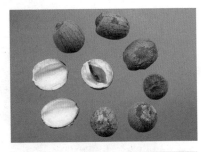

莲子

选购提示

本品略呈椭圆形或类球形，长1.2~1.8厘米，直径0.8~1.4厘米。表面浅黄棕色至红棕色，有细纵纹和较宽的脉纹。一端中心呈乳头状突起，深棕色，多有裂口，其周边略下陷。质硬，种皮薄，不易剥离。子叶2，黄白色，肥厚，中有空隙，具绿色莲子心，莲子心味苦。以饱满、质重坚硬者为佳。

山茱萸

『来　　源』亦名枣皮、药枣，为山茱萸科植物山茱萸的干燥成熟果肉。

『性味归经』味酸涩，性微温。归肝、肾经。

『功能主治』补肝益肾，涩精，固脱。用于肝肾亏虚所致眩晕、腰膝酸软，遗精滑精、小便不禁、盗汗不止，妇女漏下、月经过多等。

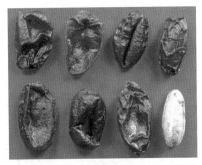

山茱萸

选购提示

肉质果皮破裂，皱缩，不完整或呈扁筒状，长约1.5厘米，宽约0.5厘米。新货表面为紫红色，陈久则变为紫黑色皱缩。有光泽，基部有时可见果柄痕，顶端有一圆形的宿萼迹。肉质柔软不易碎。

第四部分

妇科疾病常用药膳食疗方

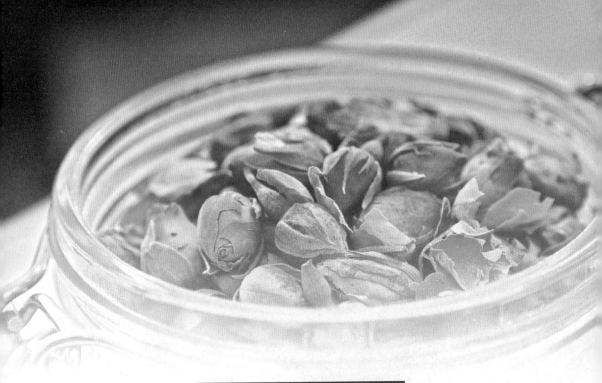

月经病常用药膳食疗方

 月经先期

青蒿丹皮茶

【配方】青蒿 6 克　丹皮 6 克　茶叶 3 克　冰糖 15 克

【功效】清热凉血。用于血热型月经先期。

【制法】上药洗净，置茶杯中用开水浸泡 15~20 分钟，入冰糖即可。

【食法】代茶饮，每日 1 剂。

仙鹤大枣粥

【配方】仙鹤草 20 克　党参 30 克　大枣 10 枚

【功效】益气固经止血。用于气虚所致月经提前。

【制法】上药加水适量，用文火煮至汤甜为度。

【食法】去药吃枣、饮汤。

人参乌鸡汤

【配方】人参 10 克　乌骨鸡 1 只　精盐少许

【功效】益气健脾。用于气虚型月经先期。

【制法】将鸡洗净待用，人参洗净切片后装入鸡腹，放入砂锅内，隔水蒸 2 小时至鸡烂熟，加盐调味即成。

【食法】食鸡饮汤。每 2~3 日 1 料。

生地粥

【配方】生地 30 克　粳米 50 克

【功效】滋阴清热。用于阴虚型月经先期。

【制法】将生地洗净，用水煎煮 20 分钟，取汁 100 毫升，将米煮粥，待八成熟时入药共煮至熟。

【食法】食粥，每日 1 料。

山药粥

【配方】山药 30 克　粳米 50 克

【功效】补益肝肾。用于肝肾不足型月经先期。

【制法】共煮为粥。

【食法】随意食用，每日 1 料。

两地膏

【配方】阿胶 60 克　生地 30 克　地骨皮 30 克　玄参 10 克　麦冬 10 克　白芍 10 克

【功效】清热凉血。用于虚热所致经期提前。

【制法】上药加水煎取浓汁 300 毫升，加入阿胶烊化后，再加蜂蜜 60 毫升调匀，再以文火略煮。

【食法】每服 20 毫升，每日 2 次。

乌鸡艾芪汤

【配方】乌骨鸡1只（约500克）　当归10克　黄芪10克
　　　　艾叶10克　盐适量

【功效】益气固经。用于气虚所致月经提前。

【制法】乌骨鸡洗净，将药物纳入鸡膛内，用线缝合后放砂
　　　　锅内，煮至烂熟，去药加盐调味即成。

【食法】食肉喝汤，经前每天随意服用，连服1周。

冬芩膏

【配方】天冬250克　黄芩20克　生地200克　蜂蜜适量

【功效】清热凉血。用于虚热所致经期提前。

【制法】上药水煎去渣，加蜜适量收膏。

【食法】每次服10毫升，每天3次。

二蓟饮

【配方】鲜大蓟500克　鲜小蓟500克　白糖50克

【功效】清热凉血。用于实热所致经期提前。

【制法】上药洗净切碎，加水适量，大火煮开后再以小火浓
　　　　缩煮30分钟，再入白糖冷却晾干即成。

【食法】每次50毫升，每日2次，经前服用。

藕柏饮

【配方】生藕节300克　侧柏叶100克　冰糖适量

【功效】清热凉血。用于实热所致经期提前。

【制法】上药捣烂取汁，加冰糖适量，用温开水冲服。

【食法】每服20毫升，每日2次，经前连服1周天。

三七炖鸡蛋

【配方】生三七 3 克　丹参 10 克　鸡蛋 2 枚

【功效】化瘀调经。用于血瘀型月经先期。

【制法】上 3 味共煮，鸡蛋熟后去皮再煮至药性完全煎出。

【食法】服蛋饮汤，每日 1 料。

益母栀陈蛋

【配方】鸡蛋 3 个　益母草 20 克　栀子 5 克　陈皮 5 克
当归 5 克　白芍 5 克

【功效】疏肝解郁，清热调经。用于肝郁化热所致月经提前。

【制法】上药加水适量，与鸡蛋同煎 30 分钟。

【食法】鸡蛋煮熟后去壳，再煮数分钟，吃蛋饮汤，经前每
天服 1 次，连服 5 天。

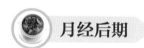

月经后期

益母草蜜饮

【配方】新鲜益母草 120 克　（干品减半）　红糖 10 克
蜂蜜 20 克

【功效】活血调经。用于气滞血瘀型月经延后、月经量少、
月经先后不定期。

【制法】将益母草拣去杂质，洗净，晾干，切成碎小段，放
入砂锅，加水浓煎 2 次，每次 30 分钟，过滤，合并
2 次滤汁；回入砂锅，用文火浓缩至 300 毫升，调
入红糖，稍凉后加入蜂蜜，拌匀即成。

【食法】上下午分服。

桃仁川芎粉

【配方】桃仁 150 克　川芎 100 克　鳖甲 200 克

【功效】行气活血，化瘀调经。用于气滞血瘀型月经延后、月经量少、痛经。

【制法】将桃仁、川芎、鳖甲分别洗净，晒干或烘干，共研成细粉，瓶装，备用。

【食法】每日 2 次，每次 15 克。用温开水（或蜂蜜水）送服。

四物蜜饮

【配方】当归 10 克　炒白芍 10 克　熟地黄 12 克　川芎 6 克　蜂蜜 30 克

【功效】养血调经。用于血虚型月经延后、月经量少。

【制法】将当归、炒白芍、熟地黄、川芎洗净，同入锅中，加适量水煎煮两次，每次 30 分钟，合并滤汁；待液转温后调入蜂蜜搅匀即成。

【食法】上下午分服。

肉桂红茶

【配方】肉桂粉 1.5 克　白砂糖 15 克　红茶汁 200 毫升

【功效】温经散寒，止痛调经。用于血虚寒凝所致月经延后、月经量少、闭经。

【制法】在红茶汁中加入白砂糖和肉桂粉，搅匀即可。

【食法】代茶，频频饮用，当日饮完。

  妇科疾病食疗药膳

郁金蜜饮

【配方】郁金 20 克　蜂蜜 15 克

【功效】行气活血，调经。用于气滞血瘀型月经延后、月经量少、痛经。

【制法】将郁金片洗净，加适量水，煎 30 分钟，去渣取汁，待汤汁转温后加入蜂蜜，搅匀即成。

【食法】上下午分服。

桂皮山楂煎

【配方】肉桂 6 克　山楂 10 克　红糖 20 克

【功效】温经化瘀。用于血寒兼血瘀型月经后期。

【制法】将上述材料水煎服。

【食法】口服 200 毫升，每日 1 剂。

青皮合欢茶

【配方】青皮 3 克　苏梗 10 克　合欢花 3 克

【功效】行气解郁。用于经期后期或先后无定期、精神抑郁。

【制法】将上三味放入保温杯，加入水冲泡 3 分钟。

【食法】代茶饮。

大佛酒

【配方】大砂仁 30 克　大佛手 30 克　大山楂 30 克
黄酒或米酒 500 克

【功效】理气解郁。用于肝郁气滞所致的月经后期。

【制法】将前三味洗净置酒瓶中浸泡 2 周；不善酒者可以好醋代泡、服时加冰糖适量以减酸。

【食法】视酒量大小，每次 15~30 克。早晚各每次。

参归乌鸡汤

【配方】当归身 30 克　人参 10 克　枸杞子 30 克　橘皮 10 克
　　　　乌骨鸡 500 克

【功效】补养气血。用于气血两虚型。

【制法】洗净乌骨鸡，去内脏，上药洗净切片，用干净纱布
　　　　包裹，纳药至鸡腹中，武火蒸 2~3 小时。

【食法】食鸡饮汤。

芪枣阿胶汤

【配方】黄芪 30 克　红枣 10 个　阿胶 10 克

【功效】补气摄血。用于气虚型月经量过多或月经延后、月
　　　　经量过少。

【制法】将黄芪、红枣洗净，用冷水浸泡 30 分钟，以文火煎
　　　　煮 40 分钟，去渣取汁，趁热放入阿胶块，用文火烊
　　　　化即成。

【食法】当点心，随意食用。

青皮红花茶

【配方】青皮 10 克　红花 10 克

【功效】行气活血调经。用于气滞血瘀型月经延后、月经量少、
　　　　痛经。

【制法】红花洗净；青皮洗净、晾干后切成丝，与红花同入
　　　　砂锅，加水浸泡 30 分钟，文火煎煮 30 分钟，用洁
　　　　净纱布过滤，取汁即成。

【食法】上下午分服。

当归生姜炖羊肉

【配方】羊肉 250 克　当归 30 克　生姜 15 克　黄酒、食盐适量

【功效】温经散寒养血。用于血寒型月经后期。

【制法】羊肉、当归、生姜同入锅，加水少许，隔水蒸烂，加黄酒少量去其腥气，加适量食盐调味即成。

【食法】吃肉饮汤，每日 1 次。

枸杞枣煲鸡蛋

【配方】枸杞子 30 克　南枣 10 枚　鸡蛋 2 枚

【功效】补益肝肾。用于肝肾不足型。

【制法】将枸杞子、南枣加水适量，文火炖 1 小时后，将鸡蛋敲开放入，再煮片刻成水蛋。

【食法】吃蛋喝汤，每日 1 次。

 月经先后不定期

青橘皮蜜饮

【配方】青皮 10 克　橘皮 10 克　橘核 15 克　银花 30 克
郁金 10 克　蜂蜜 10 克

【功效】疏肝理气，解郁调经。用于肝郁型月经先后不定期、月经量或多或少。

【制法】将青皮、橘皮、橘核、银花、郁金分别洗净，晒干后切碎，同放入锅内，加水浸透，煎煮 20 分钟，用洁净纱布过滤，去渣，收取滤汁放入容器待其温热时加蜂蜜，拌和均匀即成。

【食法】早晚分服，宜温服。

玫瑰金橘饮

【配方】玫瑰花 6 克　金橘饼半只

【功效】疏肝理气，解郁调经。用于肝郁型月经先后不定期、月经量或多或少。

【制法】将玫瑰花瓣洗净、晾干，与切碎的金橘饼同放入有盖杯中，用刚煮沸的水冲泡，加盖闷 15 分钟即成。

【食法】当茶频频饮用，可冲泡 3~5 次，当日吃完，玫瑰瓣、金橘饼也可一并嚼服。

四味薯蓣膏

【配方】淮山药 240 克　枸杞 120 克　鹿胶 60 克　冰糖 60 克　胡桃肉 240 克

【功效】补阳调经。用于肾虚之月经先后无定期。

【制法】鹿胶用蛤粉炒脆研末，余四味文火蒸熟至极烂，入鹿胶粉和拌共捣为膏，防腐备用。

【食法】每日 3 次，每次 30 克。

双花茶

【配方】玫瑰花 10 克　红花 2 克

【功效】疏肝理气。用于肝郁型。

【制法】沸水冲泡。

【食法】代茶饮。

砂佛粥

【配方】砂仁 3 克　佛手 10 克　粳米 50 克

【功效】疏肝理气。用于肝郁型。

【制法】将药物煎汤去渣取汁，再加粳米、水煮成粥即可。

【食法】每日食 2 次。

【配方】北沙参 10 克　党参 10 克　茯苓 20 克　陈皮 3 克
　　　　粳米适量

【功效】健脾益气，固脱。用于脾虚型。

【制法】将党参、沙参、茯苓、陈皮浸泡后再煎煮取汁，入
　　　　粳米煮成粥。

【食法】每日 1 料，分 2 次服。

 经期延长

【配方】小蓟（全草）　益母草各 60 克

【功效】祛瘀止血。用于血瘀之经期延长。

【制法】两者洗净，同加水煎汤，去渣再煎至浓稠服。

【食法】饮药汤。

【配方】鲜月季花瓣 100 克　面粉 400 克　鸡蛋 3 个
　　　　牛奶 200 毫升　白糖 100 克　沙拉油 50 克　精盐少许
　　　　发酵粉适量

【功效】疏肝解郁，活血调经。用于血瘀之经期延长。

【制法】1.将鸡蛋清、黄分开，蛋黄中加入糖、牛奶，搅匀
　　　　　后抖入面粉、油、盐及发酵粉，轻搅成面浆。

　　　　2.蛋白用筷子搅打至起泡后兑入面浆；花瓣加糖浸 30
　　　　　分钟，和入面酱。

　　　　3.汤勺舀面浆于五成热的油中炸酥。

【食法】做早、晚餐或点心食。

生地 黄精粥

【配方】生地 30 克　黄精 30 克　粳米 30 克

【功效】滋阴清热，止血。用于阴虚内热之经期延长。

【制法】生地、黄精水煎去渣取汁后，入粳米同煮为粥。

【食法】随意食用，每日 1 次。

麦冬 茅根饮

【配方】麦冬 15 克　百合 15 克　白茅根 12 克

【功效】养阴，清热，凉血。用于阴虚内热之月经经期延长。

【制法】将上述药物水煎。

【食法】代茶饮。

 ## 月经过多

益母草 瘦肉汤

【配方】猪瘦肉 80 克　益母草 20 克

【功效】补气益血，调经止带。用于经血过多、月经过期的月经不正常者食用。

【制法】瘦肉洗净，切片；益母草洗净，与瘦肉同放锅内，加清水适量武火煮沸后，用文火煮至肉熟。

【食法】调味食用，每天 1 次。

黑木耳 糖水

【配方】黑木耳 20 克　红糖适量

【功效】活血止血。用于月经过多、淋漓不止、赤白带下。

【制法】将焙干的黑木耳浸泡后，加入红糖水煎。

【食法】每服 100 毫升，每天 2 次。

  妇科疾病食疗药膳

地榆甜酒饮

【配方】地榆 60 克　甜酒适量

【功效】凉血止血。用于月经过多或过期不止、经色深红或紫红、质地黏稠有块、腰腹胀痛。

【制法】将地榆研成细末，用甜酒煎服。

【食法】每次 50 毫升，每日 2 次。

苎麻根鸡肉汤

【配方】母鸡 500 克　苎麻根 30 克　盐适量

【功效】养血安胎，调经止带。用于妇女月经过多，亦可用于习惯性流产、白带过多等。

【制法】鸡去毛、肠脏、头爪；苎麻根放鸡腹内，加水适量，煮汤，加盐调味即成。

【食法】饮汤吃鸡。

天冬红糖水

【配方】天门冬 30 克　红糖适量

【功效】养阴润燥，滋肾补血，生津止渴。用于月经过多、功能性子宫出血、孕妇负重后阴道流血及妇女乳腺小叶增生等病的辅助治疗。

【制法】天门冬洗净，砂锅加清水 3 碗，煎成一碗半；加入适盘红糖再煮一沸。

【食法】温服，日 1 次，连续用数次。

【配方】黄芪 30 克　人参 5~10 克　柴胡 3 克　升麻 3 克
粳米 30 克　红糖适量

【功效】补气摄血，升阳举陷。用于气虚月经过多、过期不止、色淡而清稀如水。

【制法】先煎黄芪、人参、柴胡、升麻，去渣取药汁和粳米共煮为粥，加红糖调味即成。

【食法】每日 1 次，可连服 7 日。

补中升阳粥

【配方】鸡冠花 15~30 克　鸡蛋 2 个

【功效】凉血止血。用于血热月经过多。

【制法】加水 2 碗同煮，鸡蛋熟后取出去壳，放回锅里再煮至汤液 1 碗。

【食法】吃蛋喝汤，日服 1 次，连服 3~4 日。

鸡冠花鸡蛋汤

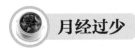

月经过少

【配方】月季花 10 朵　黄酒适量

【功效】活血化瘀，祛瘀生新。用于经来量少，紫黑有块，少腹胀痛、拒按，血块排出后疼痛减轻，舌边可见紫黯瘀点，脉沉涩。

【制法】将月季花烧灰存性。

【食法】黄酒送服。

月季花酒

糯米阿胶粥

【配方】阿胶 30 克　糯米 100 克　红糖适量

【功效】养血止血，滋阴补虚，安胎，益肺。用于血虚所致月经过少、胎动不安、胎漏等。

【制法】先将糯米煮粥，待粥将熟时，放入捣碎的阿胶，边煮边搅匀，稍煮 2~3 沸加入红糖即可。

【食法】每日分 2 次服，3 日为 1 疗程。间断服用。

红花山楂酒

【配方】红花 15 克　山楂 30 克　白酒 250 毫升

【功效】活血散寒。用于血瘀寒凝所致月经过少。

【制法】将上药入酒中浸泡 1 周。

【食法】每次饮 15~30 克　每日 2 次，视酒量大小，不醉为度。

 崩　漏

银耳紫珠莲草汤

【配方】银耳 12 克　紫珠草 9 克　旱莲草 9 克　白糖适量

【功效】收敛止血。用于妇女崩漏、咯血、衄血、尿血、便血等生血症。

【制法】将银耳洗净，切小块；洗净紫珠草、旱莲草，放入砂锅中，加清水适量，煎 30~40 分钟，去药渣取汤，加入银耳、白糖，将银耳煮熟即可。

【食法】饮汤吃银耳，每天 1 次。

地骨皮瘦肉汤

【配方】地骨皮 100～200 克　瘦猪肉 200 克

【功效】清热、凉血、止血。用于形瘦血热致崩漏者。

【制法】新鲜地骨皮用纱布包，与瘦猪肉加水文火炖 3 小时左右，去地骨皮。

【食法】服汤，肉亦可食，一月之中可炖三四次。兼气虚者，亦可加黄芪。

生地黄酒饮

【配方】生地 60 克　黄酒 500 毫升

【功效】凉血止血。用于功能性子宫出血。

【制法】上药水煎浓缩 2 次，加红糖。

【食法】分两次于经期第 4~7 天服用，1~3 剂即可。

蒲氏血崩汤

【配方】阿胶 30 克　熟地 30 克　当归 30 克　冬瓜仁 30 克　红花 20 克

【功效】补血止血。用于功能性子宫出血、子宫肌瘤出血等阴道出血，对明显有瘀滞者尤佳。

【制法】上药加水 4000 毫升，文火煎至 300 毫升，将药汁倒出；再加水 300 毫升，煎至 250 毫升，倒出药汁；再加水 250 毫升浓煎，将药汁全部倒出。

【食法】把 3 次药汁混合，每次服 200 毫升，每天服 3 次，饭前服，冬天加温后服，每天 1 剂。

马齿苋粥

【配方】鲜马齿苋 60 克　粳米 150 克

【功效】清热、止血、止痢。

【制法】鲜马齿苋水煎去渣，加粳米煮成稀粥。

【食法】随意食粥。

荷蒂粥

【配方】荷蒂 5~10 克　糯米 50~100 克

【功效】生举阳气，助脾胃，止血安胎。用于清阳下陷之崩漏、久泻、脱肛等症。

【制法】依常法加水煮粥。

【食法】空腹服食。

鸡冠花母鸡汤

【配方】鸡冠花 60 克（红白均可）　生黄芪 60 克　老母鸡 1 只

【功效】益气摄血。用于气虚崩漏。

【制法】将药物入纱布袋装讫，多加水，与鸡同炖。

【食法】每餐佐汤 1 小碗。

黑豆枣心汤

【配方】猪心 0.5 个　黑豆 20 粒　龙眼 20 克　大枣 10 个

【功效】养心健脾。用于心脾两虚所致失眠、崩漏（子宫出血）的辅助治疗。

【制法】将上药洗净，以小火煮至肉烂即成。

【食法】饮汤吃肉，连用 1 周。

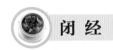 **闭 经**

【配方】红花 3 克　月季花 1 克　山楂 10 克　冰糖适量

【功效】活血调经，消肿止痛。用于气滞血瘀所致闭经、痛经。

**红花
月季饮**

【制法】将上药洗净加水 300 毫升，文火煎至 100 毫升，去
　　　渣取汁，加适量冰糖。

【食法】每日 1 次，温服。

【配方】鹿茸 10 克　乌鸡 1 只（约 1000 克）　盐适量

【功效】温补肝肾，填补精血。用于肝肾不足所致闭经。

**鹿茸
炖乌鸡**

【制法】将乌鸡去毛及内脏，洗净，切成小块；与鹿茸一起
　　　放入炖盅内，加开水适量，炖盅加盖，文火隔水炖
　　　3 小时，加盐调味即可。

【食法】随量食用。

【配方】木香 10 克　茜草 10 克　牛膝 30 克　猪蹄 250 克

【功效】行气活血，补益肝肾。用于气滞血瘀、精血亏损所
　　　致月经数月不行。

**牛膝
香蹄汤**

【制法】先将上 3 味药煎水 50 分钟后去渣，同猪蹄炖至烂熟。

【食法】饮汤食肉，每日 2 次。

桃红粳米煎

【配方】桃仁 10 克　红花 5 克　粳米 500 克

【功效】活血通经，祛瘀止痛。用于瘀血停滞所致闭经、痛经、产后腹痛。

【制法】先把桃仁略捣，与红花一起，加适量水与同粳米煮为稀粥。

【食法】空腹温服，每日 2 次。

阿胶砂仁粥

【配方】阿胶 30 克　砂仁 15 克　粳米 50 克

【功效】益精养血。用于血虚所致闭经、崩漏。

【制法】先将阿胶捣烂炒令黄燥，研末；与砂仁一起入粳米煮粥，粥成后下阿胶末搅匀。

【食法】早晚分食。

整甲炖白鸽

【配方】甲鱼 50 克　白鸽 1 只　葱、姜、黄酒、盐、味精适量

【功效】滋补肝肾。用于肝肾阴虚所致闭经。

【制法】1.将白鸽用水憋死，除去羽毛、内脏；甲鱼洗净捶成碎块，放入白鸽腹内。

2将白鸽放入碗内，加姜、葱、盐、黄酒、味精、清水适量，隔水炖熟。

【食法】空腹食用，每日 1 次。

苓术红糖饮

【配方】茯苓 50 克　苍术 10 克　陈皮 10 克　红花 5 克　红糖适量

【功效】运湿化痰，活血通经。用于痰湿阻滞所致经闭。

【制法】将上药放入砂锅，加水同煎，取汁加红糖调味即成。

【食法】温热饮服，每日 1 次，连用 1 周。

扁豆薏米粥

【配方】薏米 30 克　炒扁豆 15 克　山楂 15 克　红糖适量

【功效】健脾化湿，化瘀通经。用于痰瘀互阻所致闭经。

【制法】薏米、扁豆、山楂一起放入砂锅内加水煮粥，粥成后加红糖调味。

【食法】每日 1 次，连服 7 日。

归芪猪肉汤

【配方】当归 20 克　北芪 20 克　黄花菜根 15 克　盐适量　瘦猪肉 200 克

【功效】益气养血。用于气血两虚所致闭经。

【制法】上药与肉同煎煮熟，加盐少许调味。

【食法】吃肉饮汤。

红糖姜枣茶

【配方】红糖 100 克　红枣 100 克　生姜 15 克

【功效】温经散寒。用于寒凝气滞所致闭经。

【制法】上三味加水适量，煎汤代茶。

【食法】每日 1 剂，不拘时，代茶温饮，连续服用至月经来潮为止。

牛膝参归酒

【配方】牛膝 30 克　党参 15 克　当归 15 克　香附 15 克
　　　　红花 9 克　肉桂 9 克　白酒 500 克

【功效】益气活血，理气调经。用于气滞血瘀所致闭经。

【制法】将上药切碎，浸入酒中，容器密封 7 天即成。

【食法】早、晚各服 1 次，早 5~10 毫升，晚 10~20 毫升，
　　　　服至月经来潮为止。

香附陈皮粥

【配方】香附 10 克　陈皮 5 克　粳米 50 克　红糖适量

【功效】行气，活血，通经。用于气滞血瘀所致闭经。

【制法】香附、陈皮水煎取汁，与粳米、红糖同入砂锅，加
　　　　水适量，用文火煮成稀薄粥。

【食法】温热食用，每日 2 次，连服数日。

归芪墨鱼片

【配方】生姜丝 30 克　当归 10 克　黄芪 20 克　墨鱼 300 克
　　　　植物油、盐、淀粉适量

【功效】益气养血，活血通经。

【制法】1.当归、黄芪水煎，取药液 100 毫升，备用；墨鱼
　　　　　去骨，切片。
　　　　2.置锅放油烧热，将墨鱼片、姜丝放入锅内同炒，
　　　　　加盐少许，用归、芪药液加少量淀粉勾芡，装盘。

【食法】佐餐食用。

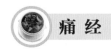 **痛 经**

知母黄柏蜜饮

【配方】知母 10 克　黄柏 10 克　生蒲黄 10 克　五灵脂 15 克　木香 10 克　败酱草 20 克　蜂蜜 30 克

【功效】清热利湿，化瘀止痛。用于湿热瘀结型痛经。

【制法】将知母、黄柏、生蒲黄、五灵脂、木香、败酱草分别拣去杂质，知母、黄柏、木香、败酱草洗净后晾干，切成片或切碎，同放入砂锅，加水浸泡透，调入五灵脂，拌和均匀，武火煮沸，加入生蒲黄，煎煮 30 分钟，用洁净纱布过滤，去渣，收取滤汁放入容器待其温热时，调入蜂蜜，拌匀即成。

【食法】早晚分服。

麦芽灵脂蒲黄汤

【配方】麦芽 50 克　五灵脂、生蒲黄各 10 克　红糖适量

【功效】活血止痛。用于气血瘀滞所致痛经、腹痛拒按、经色紫黑、有瘀块。

【制法】上药水煎 2 次，煎 30 分钟，两次混合，加入红糖，加热熬熔。

【食法】分 2 次服。

丹参小茴香粉

【配方】丹参 60 克　炒小茴香 15 克　制香附 30 克　黄酒适量

【功效】理气活血，温经散寒。用于寒凝胞中型痛经，对兼有血瘀者尤为适宜。

【制法】将丹参、小茴香、制香附洗净，晒干或烘干，共研细粉备用。

【食法】于月经前 3 天，每日早、晚用温黄酒水冲服药粉 9 克。

【配方】苦瓜 250 克　益母草嫩苗 200 克　白糖 30 克

【功效】清热利湿，化瘀止痛。用于湿热瘀结型痛经。

【制法】将苦瓜、益母草嫩苗分别洗净，苦瓜切成片，与益母草嫩苗共切碎，剁成细末，捣烂如泥糊状，拌入白糖（放入碗中），2 小时后将液汁倒出即成。

【食法】早晚分食，并可同时嚼食苦瓜、益母草泥糊，用适量温开水送服。

【配方】山楂 20 克　蒲黄 15 克　五灵脂 12 克　青皮 10 克　红糖 50 克

【功效】活血化瘀，温经止痛。用于气滞血瘀型痛经。

山楂蒲黄灵脂饮

【制法】山楂、蒲黄、五灵脂、青皮分别拣去杂质、洗净，同放入锅中，加水浓煎，取汁，加入红糖搅匀，煮沸即可。

【食法】月经前 3 天左右温服，每日 1 次，连服 5 日。3 个月经周期为一疗程。

【配方】败酱草 20 克　红藤 15 克　丹参 20 克　青皮 10 克　白糖 20 克

【功效】清热利湿，化瘀止痛。用于湿热瘀结型痛经。

【制法】将败酱草、红藤、丹参、青皮洗净，加入适量水，煎煮 2 次，每次 30 克　合并汁加入白糖调匀即成。

【食法】上下午分服，经前连服 1 周。

三花绿茶

【配方】金银花 30 克　红花 10 克　玫瑰花 10 克　绿茶 3 克

【功效】清热利湿，化瘀止痛。用于湿热瘀结型痛经。

【制法】将金银花、红花、玫瑰花、绿茶同入锅中，加适量水，武火煮沸，改文火煎煮 30 分钟，取汁即成。

【食法】代茶饮用，于经前连续饮用 7 天。

肉桂粉

【配方】肉桂 30 克　艾叶 10 克　生姜 5 克

【功效】温经散寒，活血止痛。用于寒凝胞中型痛经。

【制法】1.将肉桂洗净，晒干或烘干，敲碎，研为极细末，瓶装备用。

2.将艾叶、生姜洗净，艾叶切碎，生姜连皮切成片，同入砂锅，加水浸泡片刻，中火煎煮 15 分钟取煎液待用。

【食法】每日 2 次，每次取肉桂粉 3 克，用艾叶、生姜煎水冲服。

桂枝山楂红糖茶

【配方】桂枝 5 克　山楂肉 15 克　红糖 30 克

【功效】温经通脉。用于女子宫冷不孕、寒性痛经。

【制法】将桂枝、山楂用文火煎汁一碗，加红糖再煎片刻即可。

【食法】每日 2 次，趁热服。

月季花酒

【配方】月季花 20 克　当归 20 克　丹参 20 克　黄酒 100 毫升

【功效】活血化瘀。用于瘀血阻滞所致痛经、闭经。

【制法】将上药浸泡于黄酒中，密封 1 个月。

【食法】每日服 2 次，每次 15~20 毫升。

益母草粥

【配方】益母草 60 克（鲜者则 120 克）　粳米 60 克

【功效】活血调经补血。用于痛经，月经不调，漏下，产后
　　　　血晕、水肿等。

【制法】水煎益母草 30 分钟，去渣取液，放入粳米煮稀粥，
　　　　以米烂汤稠为度。

【食法】加红糖少许，温热服之，每日 2 次。

山楂葵籽茶

【配方】山楂 50 克　葵花籽仁 50 克　红糖 100 克

【功效】健脾胃，补中益气。用于气血两虚所致痛经。

【制法】上 3 味加水适量，炖汤即成。

【食法】每日 2 次服完。行经前二三天饮效果更好。

生姜大葱方

【配方】生姜 120 克　大葱 60 克　粗盐 500 克

【功效】温经散寒。用于寒凝气滞所致痛经。

【制法】生姜、大葱洗净切，加入粗盐，共炒热。

【食法】用布包好，外敷于小腹部，冷后再外敷，每日 3 次。

生姜花椒红枣汤

【配方】生姜 20 克　花椒 9 克　红枣 10 个　红糖适量

【功效】暖宫止痛。用于痛经、经期或经后小腹冷痛、得热
　　　　痛减、经量少、经血黯淡、怕冷。

【制法】将生姜、花椒、红枣放入小锅中，火煮沸后，再加
　　　　水 500 毫升，小火煎 30 分钟后，加红糖适量温服。

【食法】月经前，每日 1 次，连服 3 天。

【配方】益母草 100 克　当归 10 克　香附 20 克　元胡 20 克　牛肉 100 克　植物油、黄酒、白糖适量

【功效】活血行气，调经止痛。用于肝气郁结所致月经紊乱、痛经。

【制法】1.上药洗净，同放于砂锅中，水煎 2 次，每次用水 500 毫升，煎 30 分钟，2 次混合，去渣留汁。

2.再将牛肉洗净，切成小块，入热油锅内加黄酒翻炒均匀，下清水 300 毫升，加盖，用小火慢炖至酥烂时，加入药汁、白糖，继续炖 1 小时，滤出牛肉汁装瓶。

【食法】于妇女行经期用温开水冲服，每日服 3 次，每次 1 匙。

益母
牛肉汁

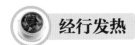

经行发热

【配方】藿香 5 克　佩兰 3 克　荷叶 10 克　白扁豆花 5 克　白糖适量

【功效】解暑化湿，开胃进食。用于经行暑湿型感冒、不思饮食、苔白腻。

【制法】上药浸泡 10 分钟，加水煎煮，加白糖适量，亦可用开水沏泡。

【食法】代茶饮。

荷叶
豆花茶

妇科疾病食疗药膳

银翘退热饮

【配方】银花 20 克　连翘 10 克　桑叶 10 克　芦根 30 克　蜂蜜 30 克

【功效】疏风清热，和血调经。用于经行风热感冒。

【制法】上药水煎、去渣取汁，加入蜂蜜即成。

【食法】代茶饮。

姜味萝卜

【配方】蜂蜜 30 克　白萝卜 1 个　干姜 3 克　五味子 5 克　麻黄 3 克

【功效】散寒止咳。用于经行风寒感冒。

【制法】将上药、蜂蜜与萝卜一起入碗内，加水适量蒸熟。

【食法】去干姜、麻黄，食萝卜。

芦根蝉牛茶

【配方】芦根 20 克　蝉蜕 10 克　牛蒡子 10 克

【功效】疏散风热，利咽止痛。用于经行风热感冒。

【制法】将上药水煎（或开水沏）。

【食法】代茶饮。

桑夏竹叶粥

【配方】薄荷 5 克　桑叶 5 克　夏枯草 5 克　淡竹叶 10 克　粳米 100 克

【功效】疏散风热，退热。用于经行期风热感冒。

【制法】将上药水煎，沸后 5 分钟，滤出药汁，去渣，加入粳米煮粥，稍煮即成。

【食法】每日分 2 次服食。

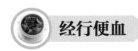 **经行便血**

三七炖鸡

【配方】三七15克 仔鸡一只

【功效】活血，补血，止血。用于经行痔疮脱出、嵌顿无力回缩、痔核颜色紫暗者。

【制法】将三七以油微炸（勿焦枯），砸碎，炖仔鸡。

【食法】吃肉喝汤。

鲤鱼蒜及汤

【配方】乌鲤鱼250克 大蒜3头 白及15克

【功效】清热燥湿。用于湿热型经行便血、痔疮。

【制法】将鱼去鳞和内脏，全鱼与蒜、白及煮汤服食。

【食法】每天1剂，连服数天。

藕片僵蚕汤

【配方】藕500克 僵蚕7个 红糖120克

【功效】清热凉血。治血热所致经行便血、痔疮。

【制法】将藕洗净切厚片与僵蚕、红糖放锅中加水煎煮。

【食法】吃藕喝汤，每日1次，连服7日。

鲜菱角汤

【配方】菱角鲜果90克

【功效】清热止血。用于经行便血、痔疮出血。

【制法】将菱角捣烂后水煎。

【食法】水煎服，另用果壳煅炭研末，蘸菜油调涂患处。

妇科疾病食疗药膳

【配方】黄连 6 克　猪直肠 1 尺

【功效】清热燥湿。用于经行痔疮出血。

【制法】黄连研粉,装入洗净的直肠内两头扎紧,加水烧熟透,
　　　　刮去黄连。

【食法】饮汤食肉。

【配方】番石榴 250 克

【功效】清热止血。用于痔疮疼痛、出血及肛周湿疹瘙痒。

【制法】将番石榴加水浓煎。

【食法】外洗,每天 2~3 次。

【配方】红花 3 克　益母草 15 克　红糖 20 克

【功效】化瘀止血。用于经行痔疮肿痛或久痢腹痛拒按、嗳
　　　　气频作。

【制法】先煎前 2 味,去渣取汁 50 毫升,加入红糖服。

【食法】随意口服。

【配方】山楂 20 克　炒黄大米 50 克

【功效】化瘀止血。

【制法】先煮炒山楂 30 分钟,再下大米,煮成稀粥。

【食法】加红糖适量,温食一小碗,每日 2 次。

二子梅果粥

【配方】五倍子 30 克　槐米 30 克　乌梅 20 克　无花果 20 克　糯米 50 克

【功效】清热，收敛，止血。

【制法】1.将五倍子、无花果洗净晒干，碾成细粉；槐米、乌梅子洗净捣烂后煎煮去渣。

2.将糯米加水 450 毫升，煮为稀粥；待粥将成时，兑入槐米、乌梅汁，改用文火煮 20 分钟；粥成后，再调入五倍子、无花果粉即可。

【食法】每日早、晚餐温热食用，忌食辛辣。

 经行风疹块

红花乌梅酒

【配方】红花 100 克　乌梅 100 克　山楂 100 克　米酒 500 克

【功效】活血祛风，抗敏止痒。用于经行风疹块。

【制法】将红花、乌梅、山楂置于盛有米酒的容器中浸泡，1 周后弃渣取酒液贮净瓶备用。

【食法】每天 2~3 次，2 周为 1 个疗程。

醋木瓜生地

【配方】米醋 100 毫升　木瓜 60 克　生姜 9 克

【功效】疏风散寒。用于经行风疹块。

【制法】将上述配方一起放入砂锅中煮，待醋干后，取出木瓜，生姜，即可食用。

【食法】分早晚 2 次吃完，7 天为 1 个疗程。

  妇科疾病食疗药膳

【配方】猪胰 1 个　红枣 250 克　食盐适量

【功效】补血益气。用于经行风疹块。

【制法】将猪胰洗净切成小块，炒熟，再加食盐和红枣炖熟即可食用。

【食法】饮汤，吃猪胰、红枣，每日 1 次，2 周为 1 个疗程。

【配方】冬瓜皮 20 克　黄菊花 15 克　赤芍 12 克　蜂蜜适量

【功效】祛风清热。用于风热袭表所致经行风疹块。

【制法】将冬瓜皮、黄菊花、赤芍放入砂锅内，加适量的水，弃渣取汁调入蜂蜜当茶饮。

【食法】每日 1 次，7 天为 1 个疗程。

【配方】生地 18 克　甲鱼 1 只　苏叶适量

【功效】滋阴降火。用于血热生风所致经行风疹块。

【制法】将甲鱼去头、爪、内脏，洗净，与生地共炖至熟，再放苏叶稍煮片刻即成、

【食法】饮汤，吃甲鱼，每日 1 次，7 天为 1 个疗程。

 经行失眠

【配方】淡竹沥水 15 克　小米 50 克

【功效】疏肝解郁，泻火宁心。

【制法】先煮米做粥，粥将成加入竹沥水，搅匀。

【食法】服食，每日 1 次。

**天麻
陈皮饮**

【配方】天麻 10 克　陈皮 60 克　茯苓 15 克　白糖 10 克
【功效】疏肝解郁，泻火宁心。
【制法】将天麻、陈皮、茯苓水煎，去渣取汁，加入白糖搅溶即成。
【食法】每日 1 剂，分 2 次饮服。

**百合
柏子仁饮**

【配方】百合 30 克　柏子仁 30 克　白糖 15 克
【功效】滋阴泻火。
【制法】将百合、柏子仁水煎，去渣取汁，加入白糖搅溶即成。
【食法】每日 1 剂，分 2 次饮服。

栀子仁粥

【配方】栀子 10 克　大米 100 克
【功效】疏肝解郁，泻火宁心。
【制法】将栀子去皮，把栀子仁研为末，大米煮粥，粥近熟时，
　　　　加入栀子末即成。
【食法】每日 1 剂，分 2 次服食。

**茯苓
麦冬饮**

【配方】麦冬 5 克　茯苓 5 克　人参 3 克
【功效】滋阴泻火。
【制法】将麦冬去心，与茯苓、人参共切薄片，混匀备用，
　　　　分次取适量，用开水泡饮。
【食法】代茶饮。

妇科疾病食疗药膳

参龙炖猪心

【配方】党参 15 克　龙眼肉 12 克　猪心 1 个

【功效】养心健脾。

【制法】将猪心洗净切块，与党参、龙眼肉同放炖盅内，加水适量，隔水炖熟。

【食法】调味后服食，每日 1 次。

枣仁五味粥

【配方】酸枣仁 15 克　五味子 10 克　粳米 50 克

【功效】养心健脾。

【制法】将酸枣仁、五味子捣碎，以布袋包好，与粳米同入水中煎熟，去掉布袋即成。

【食法】每日临睡前服 1 剂。

柴胡决明粥

【配方】柴胡 15 克　决明子 20 克　菊花 15 克　冰糖 15 克　大米 100 克

【功效】疏肝解郁，泻火宁心。

【制法】将柴胡、决明子、菊花水煎，去渣取汁，与大米煮粥，粥熟加入冰糖至溶化。

【食法】每日 1 剂，分 2 次服食。

莲子百合粥

【配方】莲子 30 克　百合 30 克　黑米 15 克　大米 60 克

【功效】养心健脾。

【制法】将莲子、百合与黑米、大米同煮成粥。

【食法】每日 1 剂，分 2 次服食。

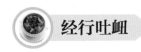 **经行吐衄**

**四生
藕粉糕**

【配方】生地黄 30 克　生侧柏 30 克　生艾叶 40 克
　　　　生荷叶 40 克　藕粉 250 克　糯米粉 500 克
　　　　白糖 60 克　青红丝适量

【功效】疏肝清热，引血下行。

【制法】将生地黄等四药水煎取汁，加入藕粉、糯米粉和成
　　　　面团，放入笼屉中，上撒青红丝和白糖，蒸熟后切
　　　　成块食用。

【食法】不拘量，每剂分 2 天食完，经前服 5~7 剂。

**百合
煮鸡蛋**

【配方】百合 15 克　玉竹 10 克　白茅根 30 克　鸡蛋 2 枚

【功效】滋阴润肺，引血下行。

【制法】将百合等三药和鸡蛋同煮，鸡蛋将熟时捞出去皮，
　　　　再入锅煮熟，吃鸡蛋喝汤。

【食法】每日 1 剂，经期服 5~7 剂。

**沙参
猪蹄汤**

【配方】北沙参 20 克　茯苓 15 克　猪蹄一个　盐适量

【功效】滋阴润肺，引血下行。

【制法】将北沙参、茯苓用纱布包好，猪蹄洗净，切成两瓣，
　　　　入锅加水煎；熟后弃去药包，加盐调味即成。

【食法】每日 1 剂，经期连用 5 天。食肉喝汤。

茅根荷叶粥

【配方】白茅根 30 克　麦冬 20 克　荷叶 30 克　粳米 60 克

【功效】滋阴润肺，引血下行。

【制法】将白茅根、麦冬、荷叶水煎取汁，加入洗净的粳米煮粥食用。

【食法】每日 1 剂，分 2 次服食，经前连用 5~7 天。

玉女粥

【配方】知母 12 克　牛膝 15 克　麦冬 20 克　粳米 60 克

【功效】清胃泻火，凉血止血。

【制法】将上药水煎取汁，加入洗净的粳米煮粥食用。

【食法】每日 1 剂，分 2 次食用，经前连用 5~7 剂。

生地川楝粥

【配方】生地黄 20 克　川楝子 12 克　牡丹皮 20 克　粳米 60 克

【功效】疏肝清热，引血下行。

【制法】将上药水煎取汁，加入洗净的粳米煮粥。

【食法】每日 1 剂，分 2 次服食。经前三天开始服，连服 5~7 剂。

丹皮炖墨鱼

【配方】牡丹皮 20 克　鲜藕 200 克　墨鱼 1 只（约 500 克）　盐适量

【功效】疏肝清热，引血下行。

【制法】将墨鱼洗净去骨，切成块；鲜藕去皮切片，和墨鱼、牡丹皮一起入锅炖熟，加入适量盐调味即成。

【食法】食肉喝汤。每日 1 剂，经前连用 3~5 剂。

【配方】鲜白茅根 30 克　鲜藕 200 克　鲜桑叶 30 克　
　　　白糖适量
【功效】疏肝清热，引血下行。
【制法】将鲜藕去皮洗净切片，白茅根、桑叶洗净切碎，一
　　　起入锅煮汁，加白糖食服。
【食法】每日 1 剂，分 2 次饮用，经期连服 3~5 剂。

经断前后诸证

【配方】莲藕 150 克　猪肉排 100 克　精盐、味精、米醋适量
【功效】滋阴清热。用于更年期躁动不安等。
【制法】莲藕、猪肉排洗净，放入精盐、味精、米醋适量，
　　　加水炖熟，趁热服食。
【食法】每日 1 次。

【配方】肉桂 5 克　板栗 50 克　鲤鱼 1 条（约 500 克）
　　　盐适量
【功效】温肾扶阳，温中健脾。
【制法】将鱼去鳞、内脏洗净，和肉桂、板栗（去皮）一起
　　　入砂锅煮，熟后加入盐调味，食鱼肉、板栗喝汤。
【食法】每日 1 剂，分 2 次服食，连用 5~7 剂。

百合大枣方

【配方】百合 30 克　大枣 15 克

【功效】养阴安神。用于更年期虚烦惊悸、失眠多梦等症。

【制法】百合、大枣洗净，加水煎服。

【食法】每日 1 剂。

生地黄精鸡

【配方】生地黄 20 克　黄精 20 克　枸杞子 20 克　山药 30 克
　　　　母鸡 1 只（约 150 克）　盐适量

【功效】滋补肝肾，佐以潜阳。

【制法】将鸡宰杀洗净、切块，和生地黄等四药入锅中，加
　　　　水炖熟，加盐调味即成。

【食法】每只鸡分 2 次食用，每两日 1 剂，连用 3~5 剂。

合欢甘枣粥

【配方】合欢花 20 克　甘草 15 克　浮小麦 30 克　大枣 10 枚
　　　　粳米 60 克

【功效】滋补肝肾，佐以潜阳。

【制法】将合欢花等药水煎取汁，加入洗净的粳米、大枣煮粥。

【食法】每日 1 剂，分 2 次服食，连用 5~10 剂。

益智二仙粥

【配方】益智仁 30 克　仙茅 15 克　仙灵脾 15 克　粳米 60 克

【功效】温肾扶阳，温中健脾。

【制法】将上药水煎取汁，加入洗净的粳米，煮粥。

【食法】每日 1 剂，分 2 次服食，连用 5~10 剂。

【配方】蜂乳 50 克　蜂蜜 500 克

【功效】补肾养阴安神。用于更年期烦躁易怒、头晕目眩等。

【制法】将蜂乳研成匀浆，与蜂蜜混匀,装入玻璃器皿中备用。

【食法】每服 1 汤匙，每日 1~2 次，饭前 30 分钟温开水送服。

蜂乳蜂蜜方

性早熟

天冬粳米粥

【配方】天门冬 15~20 克　粳米 50~100 克　冰糖少许

【功效】养阴益气。

【制法】先煎天门冬，去渣，取药浓汁 100 毫升，入粳米和清水适量煮沸，加入冰糖再煮成粥。

【食法】每日 1 剂，分早晚 2 次服食，3~5 日为 1 个疗程，间隔 3 日再服。

天冬红糖煎

【配方】天冬 50 克　红糖适量

【功效】滋阴清热。

【制法】天冬连皮洗净，放入砂锅内，加水 3 碗，煎成一碗半，再加红糖煮沸即成。

【食法】每日 1 剂，温服。

沙参粳米粥

【配方】沙参 15~30 克　粳米 50~100 克　冰糖适量

【功效】养阴益肺。

【制法】先煎沙参，去渣，取汁 100 毫升，入粳米、适量水，煮至半熟时加入冰糖适量，再煮成稀薄粥。

【食法】每日 1 剂，分早、晚温热食。3~5 日为 1 个疗程。

麦冬粥

【配方】麦冬 20~30 克　粳米 100 克　冰糖适量

【功效】益肾养阴。

【制法】麦冬煎汁 100 毫升，加水、粳米煮粥，待粥半热时，加入麦冬汁和冰糖，同煮为粥。

【食法】可作点心食。

黄精冰糖煎

【配方】黄精 30 克　冰糖 50 克

【功效】健脾补阴。

【制法】黄精用冷水泡发后加冰糖，用文火煎煮 1 小时。

【食法】吃黄精饮汤，每日 1 剂，分 2 次服。

百合糯米粥

【配方】百合 30 克 (干百合碾粉 20 克)　糯米 50 克　冰糖适量

【功效】滋阴安神。

【制法】百合切碎 (或干粉) 与糯米同入砂锅内，加适量水，煮至米烂汤稠，加冰糖即成。

【食法】每日 1 剂，分早、晚 2 次食用，10 日为 1 个疗程。

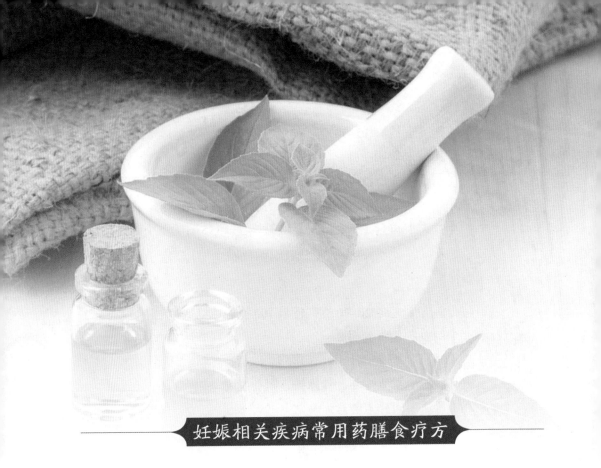

妊娠相关疾病常用药膳食疗方

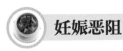 **妊娠恶阻**

生姜乌梅饮

【配方】乌梅 10 克　生姜 10 克　红糖适量

【功效】和胃止呕，生津止渴。用于肝胃不和所致妊娠呕吐。

【制法】将乌梅肉、生姜、红糖加水 500 毫升煎汤。

【食法】每服 100 毫升，每天 3 次。

甘蔗生姜汁

【配方】甘蔗汁 50 毫升　生姜汁 10 毫升

【功效】降逆止呕，清热下气。用于脾胃蕴热所致妊娠呕吐。

【制法】将两者调匀，炖热温饮。

【食法】代茶饮。

妇科疾病食疗药膳

砂仁鲫鱼汤

【配方】鲫鱼 500 克　砂仁 3 克　生姜 10 克　胡椒 1 克　盐适量

【功效】行气调中，和胃止呕。用于治脾胃虚寒所致妊娠呕吐。

【制法】将鲜鲫鱼去鳞、鳃、骨脏，洗净；砂仁捣碎，与胡椒一起填入鲫鱼腹内，再将鱼放在汤碗中，加姜片、盐、水，上蒸锅蒸熟。

【食法】喝汤吃肉。

紫苏姜橘茶

【配方】苏梗 9 克　生姜 6 克　大枣 10 枚　陈皮 6 克　红糖 15 克

【功效】理气除胀。用于怀孕后 2~3 月，脘腹胀闷、呕恶不食、食入即吐、浑身无力、舌淡苔白、脉缓滑无力等。

【制法】共煎取汁。

【食法】代茶饮。

伏龙肝米粥

【配方】生姜 5 克　伏龙肝 100 克（可用红砖代替）

【功效】和胃止呕。

【制法】煎汤去渣，煮米面稀粥。

【食法】多次少量食用。

姜夏饮

【配方】生姜 10 克　茯苓 10 克　清半夏 5 克　红茶 3 克

【功效】化痰止呕。用于妊娠初期，恶心、呕吐者。

【制法】水煎。

【食法】代茶饮。

苏梗陈皮饮

【配方】苏梗 5 克　陈皮 5 克　白豆蔻 3 克　茶叶适量

【功效】行气止呕。用于妊娠脾胃虚滞所致恶心呕吐、脘闷腹痛。

【制法】将苏梗、陈皮、白豆蔻捣碎或剪细后，再与茶叶一起加入开水浸泡约 10 分钟。

【食法】代茶饮。

姜蔻红糖茶

【配方】生姜 5 片　白豆蔻 1 克　红糖适量

【功效】温中散寒。

【制法】开水浸泡。

【食法】代茶随意饮。

苏叶黄连饮

【配方】黄连 0.5 克　苏叶 5 克　生姜 5 克

【功效】理气止吐。用于妊娠肝胃郁热所致妊娠恶阻。

【制法】每天早晨以水煎汤。

【食法】代茶随饮。

砂仁香藕粉

【配方】砂仁 1.5 克　藕粉 1 克　白糖适量

【功效】和胃止呕。

【制法】上药共研面。

【食法】同藕粉、白糖一起冲服。

竹茹伏龙肝汤

【配方】陈皮 6 克　竹茹 9 克　伏龙肝 50 克　生姜适量

【功效】清热止呕。

【制法】上药水煎汤。

【食法】连服数天。先将生姜片含于口中，再将汤药分数次服下。

麦地粳米粥

【配方】麦冬 10 克　生地 10 克　生姜 10 克　薏苡仁 15 克　粳米 100 克

【功效】滋阴生津，降气止呕。用于妊娠恶阻、呕吐不欲食。

【制法】先将薏苡仁、麦冬与生地水煎取汁，再入粳米及生姜煮成稀粥。

【食法】分顿食用。

 妊娠腹痛

人参艾叶煲鸡蛋

【配方】人参 10 克　艾叶 12 克　鸡蛋 2 枚。

【功效】补气养血安胎。用于虚寒所致妊娠腹痛。

【制法】用瓦罐煲，文火慢煎，蛋熟后去壳继续煲 30 分钟。

【食法】饮汤食蛋，每日 1 剂，连服 10 日。

安胎鲤鱼粥

【配方】鲤鱼 1 尾（重约 500 克）　苎麻根 30 克
糯米 150 克

【功效】养血健脾安胎。用于血虚型妊娠腹痛。

【制法】将鲤鱼去鳞、杂，细切，用水 1500 毫升，先煎苎麻
根，取汁 1000 毫升，去渣，下米、鱼煮粥。

【食法】加调味品，空腹食之，可常服。

红枣糯米粥

【配方】红枣 10 个　糯米 100 克

【功效】养血扶脾。用于血虚型妊娠腹痛。

【制法】煮粥。

【食法】随意食用。

艾叶益母草蛋

【配方】益母草 30 克　艾叶 9 克　鸡蛋 1 个　鸭蛋 1 个
红糖 50 克

【功效】暖宫散寒，化瘀止痛。用于虚寒或血瘀所致妊娠
腹痛。

【制法】将益母草、艾叶加火煎煮鸡蛋、鸭蛋，蛋熟后去壳
再煮 15 分钟，再加红糖烊化即成。

【食法】每日 1 剂，分 2~3 次服用，喝汤食蛋。

先兆流产（胎漏、胎动不安）

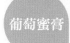

【配方】鲜葡萄 500 克　蜂蜜 1000 克

【功效】补气血，强筋骨，利小便。用于气血虚弱所致胎动不安。

【制法】葡萄洗净，用白纱布绞出汁液，并蜂蜜置锅中，拌匀，文火煎熬至膏稠状，装坛备用。

【食法】口服，每次 10 克。每天 3 次。

【配方】鲈鱼 1 条（约 600 克）　黄芪 30 克　盐适量

【功效】益气养血。

【制法】鲈鱼去鳞、鳃及肠杂，洗净，与黄芪同置盛器内，加水适量及少许盐调味，隔水炖熟服食。

【食法】每日或隔日 1 次，3 次为一疗程。

【配方】桂圆肉 15 克　红枣 30 克　白糖适量

【功效】益气养血。用于先兆流产兼见虚寒者。

【制法】将桂圆肉、红枣同置锅内，加水 500 毫升，白糖适量，文火煎汤。

【食法】早晚各 1 次温服，5~7 天为一疗程。

糯米阿胶粥

【配方】阿胶 30 克　糯米 60 克　红糖少许

【功效】养血补虚,止血安胎。用于血虚引起的妇女月经过少、漏下不止、胎动不安及虚劳咳嗽。

【制法】先用糯米煮粥,待粥将熟时,放入捣碎的阿胶,边煮边搅匀,稍煮沸加红糖即可。

【食法】早晨空腹食用。

【注意】本粥应间断服用,连续服食易致胸满气闷。脾胃虚弱、阳气不足者不宜食。

苎麻根鲤鱼粥

【配方】苎麻根 10 克　鲜鲤鱼 1 条　糯米 100 克　精盐适量

【功效】止血安胎,消肿利尿。用于先兆流产。

【制法】将苎麻根洗净煎煮后去渣取汁;鲤鱼去鳞,内脏及鳃,洗净,煎汤,去滓骨;糯米淘洗净后与苎麻根药汁、鱼汤,同煮成粥,粥成后放入精盐调味即可。

【食法】每日分 2 次,温热服食。3~5 天为 1 疗程。

党参杜仲粥

【配方】党参 30 克　杜仲 30 克　糯米 100 克

【功效】补肾益气,固冲安胎。用于肾虚所致先兆流产。

【制法】将党参、杜仲用纱布包好,同糯米一齐下锅,加水适量,共煮成粥。

【食法】每日顿服。

三豆饮

【配方】绿豆衣 12 克　稆豆衣 12 克　赤小豆 12 克　银花 9 克　甘草 5 克

【功效】清热养阴安胎。用于阴虚血热所致先兆性流产者。

【制法】上药水煎取汁。

【食法】代茶饮，每日 1 剂。

黄酒蛋黄胶

【配方】黄酒 500 毫升　阿胶 30 克　蛋黄 14 枚

【功效】滋阴润燥，养血安胎。用于妊娠胎动，胎漏出血症。

【制法】阿胶烊化，与蛋黄一起放入砂锅内，再加入黄酒，以小火煮至稠黏即可。

【食法】随量食用。

桂圆山药粥

【配方】桂圆肉 20 克　芡实 20 克　山药粉 50 克

【功效】健脾祛湿。用于脾虚湿盛所致先兆流产。

【制法】将芡实、桂圆肉文火煲汤，加山药粉煮粥。

【食法】每日食 1~2 次。

莲子葡萄干茶

【配方】莲子 90 克　葡萄干 30 克

【功效】益气养心。用于脾肾不足所致先兆流产。

【制法】将莲子去皮、心、洗净与葡萄干同装入陶瓷罐里，加水 700~800 毫升，用旺火隔水炖至莲子熟透即可。

【食法】每日 1 次，一般 5~10 次见效。

母鸡黄米粥

【配方】老母鸡1只（约1000克）　红壳小黄米250克

【功效】益气养血，安胎定志。用于习惯性流产。

【制法】将鸡宰杀去毛及内脏，煮汤，用鸡汤加米煮粥。

【食法】连续服用。

苎麻鸡蛋汤

【配方】苎麻50克　鸡蛋4个

【功效】益气止血。用于肝肾不足所致先兆流产。

【制法】将苎麻用凉水洗净，再用热水烫去其胶质，然后放入锅内加水煮,同时把鸡蛋打破下锅,煮约30分钟即可。

【食法】可饮汤食蛋。

糯米鸡蛋

【配方】糯米粉40克　鸡蛋2枚

【功效】健脾益气。用于脾虚所致先兆流产。

【制法】将糯米粉、鸡蛋搅匀，入锅蒸熟。

【食法】顿服，每天1次。

 妊娠肿胀

红豆鲫鱼汤

【配方】活鲫鱼1条　红小豆30克　葱、姜、料酒、盐适量

【功效】健脾利水。用于妊娠水肿、骨质疏松症等。

【制法】鲫鱼去杂，放葱、姜、料酒、盐与红小豆同煮烂。

【食法】分数次食用。

赤小豆炖牛肉汤

【配方】牛肉 250 克　冬瓜 100 克　赤小豆 100 克

【功效】健脾利水。

【制法】将牛肉、赤小豆置砂锅内,加水同煮,熟后下冬瓜,再煮片刻,待冬瓜熟后,空腹服食。

【食法】隔日 1 剂,连服 3~4 剂

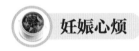 **妊娠心烦**

莲子阿胶羹

【配方】莲子 30 克　阿胶 10 克　鸡蛋 3 枚　冰糖适量

【功效】健脾养心。用于妊娠虚烦失眠。

【制法】先将莲子浸泡,阿胶烊化后,加清水适量,用中火煮沸后,改用文火煮至莲子熟烂时,再打入鸡蛋、冰糖搅匀。

【食法】分 2 次服食。

枣仁安神粥

【配方】酸枣仁 10 克　茯苓 20 克　柏子仁 10 克　粳米 50 克龙眼肉 15 克

【功效】养心安神。用于妊娠心烦失眠。

【制法】先将粳米加水煮成粥,加入上药及龙眼肉煮熟后即可食用。

【食法】食粥。

养心粥

【配方】人参 10 克　麦冬 10 克　茯苓 10 克　红枣 10 枚
　　　　糯米 100~150 克　红糖适量

【功效】养心安神。用于妊娠失眠，烦躁抑郁。

【制法】前四味水煎取汁，与糯米煮粥，调入红糖。

【食法】早、晚食，连服 1 周。

**百合
蛋黄煲**

【配方】鸡蛋 2 只　百合 50 克　蜂蜜适量

【功效】滋阴安神，清润心肺。用于妊娠心烦失眠，亦可用
　　　　于更年期综合征。

【制法】1.先将百合洗净，在清水浸泡约 3 小时；将鸡蛋打
　　　　　入碗内，去蛋清留蛋黄。
　　　　2.将百合放入锅内，加清水适量，旺火煮沸后，小
　　　　　火煲 2 小时，放入鸡蛋黄搅匀，再加入蜂蜜即可。

【食法】每日 2 次，早晚作点心服食。

**半夏
小米汤**

【配方】小米 30 克　清半夏 5 克

【功效】和胃安神除烦。用于妊娠心烦失眠，伴消化不良者
　　　　尤宜。

【制法】先将半夏浸泡约 20 分钟，再与小米煮粥。

【食法】随意食粥。

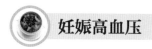 **妊娠高血压**

淮山菠菜汤

【配方】淮山 20 克　菠菜 200 克　素油 30 克　盐 3 克
　　　　葱 5 克　姜 3 克

【功效】生津血，化湿浊，补肠胃。

【制法】1.把淮山切片，洗净放蒸笼内蒸 40 分钟后出笼，待用。
　　　　2.菠菜淘洗干净，切段，葱切花，姜切片。
　　　　3.炒锅置武火上烧热，加入素油，烧六成熟时，下
　　　　　入姜、葱爆香，随即加入清水 800 毫升，烧沸后
　　　　　加入菠菜和蒸熟的淮山片，断生加盐调味即成。

【食法】每日 1 次，食菠菜，随意喝汤。

首乌鸡

【配方】何首乌 10 克　山楂 10 克　桑椹 10 克　乌鸡 300 克
　　　　姜 5 克　葱 5 克　蒜 10 克　盐 5 克

【功效】滋阴补血。

【制法】1.何首乌烘干，打成细粉，山楂去核，洗净切片，
　　　　　桑椹去杂质洗净；乌鸡肉用沸水焯去血水，切大块。
　　　　2.把鸡肉放蒸盆内，加入姜、葱、蒜、盐拌匀，加
　　　　　入何首乌粉、山楂和桑椹，加上汤 200 毫升。
　　　　3.把蒸盆置武火大气蒸笼内蒸 40 分钟即成。

【食法】每 3 日 1 次，每次吃鸡肉 50 克。

桑菊饮

【配方】桑叶 6 克　菊花 6 克　白糖 2 克

【功效】疏风清热，清肝明目。

【制法】1.将桑叶、菊花去杂质，洗净。

2.将桑叶、菊花放入大杯内，加入白糖，冲入沸水加盖浸泡 5 分钟即成。

【食法】代茶饮用。

天麻蒸乳鸽

【配方】天麻 12 克　乳鸽 1 只　黄酒 10 克　姜 5 克　葱 10 克　盐 5 克　酱油 10 克　鸡汤 300 毫升

【功效】平肝熄风，定惊潜阳。

【制法】1.把天麻用淘米水浸泡 3 小时，切片；乳鸽宰杀后，除去毛、内脏及爪；姜切片，葱切花。

2.把酱油、黄酒、盐抹在乳鸽上，将乳鸽放入蒸杯内，加入鸡汤，放入姜、葱和天麻片。

3.将蒸杯置蒸笼内，用武火、大气蒸约 1 小时即成。

【食法】每日 1 次，每次吃半只乳鸽，喝汤吃天麻。

山楂银耳粥

【配方】山楂 10 克　银耳 10 克　大米 100 克

【功效】滋阴润肺，降低血压。

【制法】1.把山楂洗净，切片；银耳发透去蒂根，撕成瓣状；大米淘洗干净。

2.把大米、山楂、银耳放入电饭煲内，加水适量，如常规将其煲熟即成。

【食法】每日 1 次，当早餐食用。

【配方】核桃 30 克　杜仲 15 克　龟肉 200 克　姜 5 克
　　　　葱 10 克　盐 5 克　素油 50 克

【功效】补中益气。

【制法】1.把龟宰杀后，去头、尾、内脏及爪，切块。

　　　　2.核桃去壳留仁，洗净；杜仲烘干，打成细粉；姜
　　　　　切片，葱切段。

　　　　3.把炒锅置武火上烧热，加入素油，六成熟时，下
　　　　　入姜、葱爆香，加入龟肉、盐、鸡汤 400 毫升，
　　　　　加入杜仲粉和核桃肉，炒匀，用文火煲 30 分钟
　　　　　即成。

【食法】每日 1 次，每次食龟肉 30~50 克。

核桃杜仲煲龟肉

【配方】玉竹 30 克　瘦猪肉 100 克　豆腐 200 克　姜 5 克
　　　　蒜 10 克　葱 10 克　素油 10 克　盐 5 克

【功效】清热解毒，降脂降压。

【制法】1.玉竹洗净，剁成小颗粒状；瘦猪肉洗净，先切丝，
　　　　　后剁成小颗粒状；豆腐洗净，切成颗粒状；姜切丝，
　　　　　葱切花，蒜去皮切片。

　　　　2.锅置武火上，加入素油，烧六成熟时，放入蒜、
　　　　　葱、姜爆香，加入瘦猪肉，炒至变色，放入玉
　　　　　竹、豆腐、盐，加上汤 200 毫升，用文火煲 25 分
　　　　　钟即成。

【食法】每日 1 次，佐餐食用。

玉竹煲豆腐

赤小豆玉米饭

【配方】赤小豆 50 克　玉米 50 克　大米 100 克

【功效】利水除湿。

【制法】1.把赤小豆、玉米、大米淘洗干净，去泥。

2.先把赤小豆、玉米放入锅内，加水 400 毫升，用文火煮 30 分钟，待用。

3.再把大米和上述已煮好的赤小豆、玉米同放电饭煲内，加水适量，如常规煲饭，将饭煲熟即成。

【食法】每日 1 次，每次吃 60~80 克。

黑芝麻山药羹

【配方】黑芝麻 50 克　山药 50 克　白糖 10 克

【功效】补肝肾，养心脾。

【制法】1.将黑芝麻去杂质炒香，研成细粉；山药烘干打成细粉；将黑芝麻粉与山药粉混匀，待用。

2.在铝锅内加水 300 毫升，置武火上烧沸，将黑芝麻和山药粉慢慢加入沸水锅内，放入白糖，不断搅拌，煮 3~5 分钟即成。

【食法】每日 1 次，每次服羹 50 克

菊花饮

【配方】菊花 9 克　白糖 20 克

【功效】疏风清热，平肝明目。

【制法】1.将菊花洗净，去蒂，除去杂质。

2.将菊花放入大杯内，加入白糖，倒入沸水，泡 5 分钟即成。

【食法】代茶饮用。

  妇科疾病食疗药膳

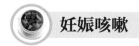 **妊娠咳嗽**

**川麦
雪梨膏**

【配方】川贝母 15 克　百合 15 克　款冬花 15 克　麦冬 25 克
雪梨 1000 克　蔗糖适量

【功效】清肺润喉，生津利咽。

【制法】将雪梨榨汁备用。梨渣同诸药水煎 2 次，每次 2 小时，
两煎药液合并，兑入梨汁，文火浓缩后加入蔗糖煮
沸即成。

【食法】每次 15 克，每日 2 次，温开水冲饮或调入稀粥中服食。

**芦根
竹茹粥**

【配方】芦根 50 克　川贝 3 克　竹茹 10 克　全瓜蒌 10 克
北沙参 10 克　粳米 100 克

【功效】润肺止咳。用于气虚兼有阴虚肺燥。

【制法】上药加水煎煮、去渣取汁，加粳米及适量水，同煮
为粥，加生姜少量调味。

【食法】分 2 次服食。

**沙贝
百合梨**

【配方】川贝 1 克　北沙参 10 克　知母 10 克　百合 20 克
冰糖 10 克　梨 1 个

【功效】养阴润燥。用于素体阴虚,孕后阴血养胎,因孕重虚,
虚火内生，灼肺伤津。

【制法】上药加少量水，共同蒸熟即成。

【食法】食梨、百合，饮汁。

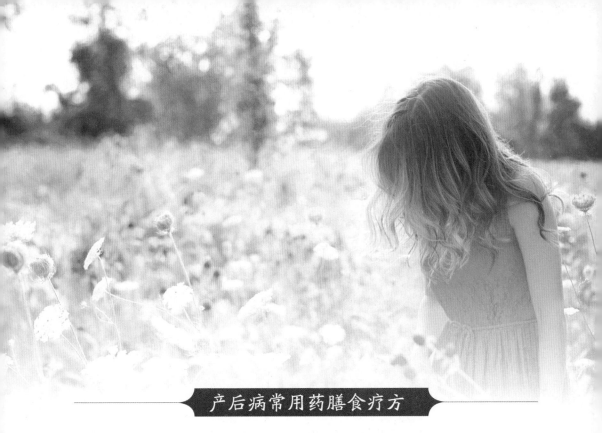

产后病常用药膳食疗方

 产后血晕

炒山楂汤

【配方】炒山楂 50 克

【功效】活血化瘀。用于瘀血寒凝引起的产后血晕。

【制法】水煎 2 次，每次用水 300 毫升，煎 30 分钟，2 次混合。

【食法】去渣取汁，分 2 次服。

熏醋

【配方】陈醋 100 克

【功效】解毒，散瘀。用于产妇血晕、痉挛。

【制法】醋放碗内，净石一块烧红，放在醋碗内。

【食法】以所淬的热气熏产妇鼻孔 2~3 分钟，即愈。

益母地藕粥

【配方】益母草 30 克　生地 20 克　鲜藕 150 克　粳米 100 克　姜、精盐、麻油各适量

【功效】活血化瘀。用于产后血晕。

【制法】将 2 药分别洗净，水煎 2 次，每次用水 600 毫升，煎 30 分钟，2 次混合，去渣留汁于锅中；再将鲜藕洗净切碎，和姜片、粳米一起放入，继续加热，用小火熬至粥成，下精盐、麻油调味即成。

【食法】分 2 次空腹热服。

阿胶糯米粥

【配方】阿胶 20 克　糯米 50 克　姜丝、精盐、麻油各适量

【功效】补血养血。用于血虚引起的产后血晕。

【制法】先将糯米淘净，放于砂锅中，注入清水 800 毫升，烧开后，用小火慢熬至粥成时，再将阿胶敲碎，和姜丝、精盐同放入，搅至阿胶烊化，淋麻油即可。

【食法】分 1~2 次空腹热服。

百合归龙汤

【配方】百合 15 克　当归 15 克　龙眼肉 15 克　川芎 10 克

【功效】活血化瘀，安神。用于产后血晕，心悸，夜卧不宁。

【制法】水煎 2 次，每次用水 300 毫升，煎 30 分钟，2 次混合，去渣取汁。

【食法】分 2 次服。

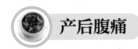 **产后腹痛**

砂姜猪肚汤

【配方】猪肚1只　胡椒2克　砂仁5克　生姜10克

【功效】用于脾胃虚寒所致产后虚痛，妊娠恶阻等。

【制法】猪肚洗净，置砂锅中，加入胡椒、砂仁、生姜与水适量，文火炖烂。

【食法】酌量食用。

熟地炖羊肉

【配方】熟地黄20克　当归15克　黄芪30克　生姜10克
　　　　羊肉250克　盐适量

【功效】补血益气。

【制法】将羊肉洗净切块，熟地黄、当归、黄芪用纱布包好，和羊肉、生姜一起加水炖至肉熟，加盐调味，弃去药包，食肉喝汤。

【食法】每两日1剂，连用3~5剂。

山药韭根粥

【配方】山药30克　韭菜根60克　红糖20克　粳米60克

【功效】补血益气。

【制法】将山药、韭菜根水煎取汁，加入洗净的粳米煮粥，加红糖食用。

【食法】每日1剂，分2次食用，连用5~7剂。

桃仁延胡索粥

【配方】桃仁 12 克　延胡索 10 克　红糖 30 克　粳米 60 克

【功效】活血祛瘀，散寒止痛。

【制法】将桃仁、延胡索水煎取汁，加入洗净的粳米煮粥，加入红糖服食。

【食法】每日 1 剂，分 2 次服用，连用 3~5 剂。

山楂益母红糖蛋

【配方】山楂 20 克　益母草 30 克　鸡蛋 2 枚　红糖适量

【功效】活血祛瘀，散寒止痛。

【制法】将山楂、益母草和鸡蛋一起煮，将熟时去壳，继续入汤煮热加入红糖，吃鸡蛋喝汤。

【食法】每日 1 剂，连用 3~5 剂。

 产后大便难

柏子仁粥

【配方】柏子仁 20 克　粳米 100 克　蜂蜜适量

【功效】润肠通便，养心安神。用于心肝血虚所致产后大便干结，以伴心神不定、心悸失眠者为宜。

【制法】柏子仁去皮、稍捣，同粳米煮粥，粥成加适量蜂蜜即成。

【食法】随量服用，每日 1 剂。

松子芝麻膏

【配方】黑芝麻 50 克　松子 20 克　白糖 60 克

【功效】益肾通便。用于津亏血亏所致产后便秘、贫血、营养不良等。

【制法】将黑芝麻、松子炒，加白糖与少量温开水，研成膏。

【食法】每服 1 匙，一日 2 次。

罗汉杏仁饮

【配方】罗汉果 10 克　杏仁 10 克

【功效】清热凉血，润肠通便。用于妊娠胃热便秘。

【制法】上药捣碎，加开水适量，开水浸泡约 10 分钟。

【食法】代茶饮。

人参核桃仁粥

【配方】核桃仁 30 克　党参 10 克　粳米 50 克　白糖适量

【功效】补气养血，益肾通便。用于妊娠大便秘结。

【制法】上药加水适量，煎煮成粥，再入少量白糖调味。

【食法】随意食用，每日 1~2 次。

芝麻核桃粉

【配方】黑芝麻 250 克　核桃仁 250 克　杏仁 20 克
　　　　白砂糖 50 克

【功效】滋补肾阴，润肠通便。用于产后大便干结者。

【制法】将黑芝麻拣去杂质，晒干，炒熟，与核桃仁、杏仁同研为细末，加入白糖，拌匀后瓶装备用。

【食法】每日 2 次，每次 20 克。温开水调服。

五益膏

【配方】玉竹 500 克　蜜炙黄芪 500 克　白术 500 克
　　　　熟地 250 克　枸杞子 250 克　蜂蜜适量

【功效】补气养血，健脾润燥。用于气血两虚、津液不足所
　　　　致大便干结。

【制法】上药水煎 3 次，去渣取汁，合并浓缩，入蜜收膏。

【食法】每次 10 克，每日 2 次，开水送服。

**黑芝麻
油蜜膏**

【配方】黑芝麻油 200 克　蜂蜜 400 克

【功效】补肝肾，润五脏。用于肝肾精血不足所致产后肠燥
　　　　便秘、眩晕，亦可用于须发早白、腰膝疾软、步履
　　　　艰难、先兆流产等症。

【制法】将黑芝麻油、蜂蜜分别煮沸去渣沫，混合拌匀，煮
　　　　沸即成。

【食法】每日 2 次，每次 10 克，温水冲服。

锁阳膏

【配方】锁阳 500 克　蜂蜜适量

【功效】补肾润肠。用于肾阳虚所致产后便秘、畏寒肢冷、
　　　　腰痛膝软、脉沉无力。

【制法】锁阳切碎，以水加热煎煮，约每 1 小时取汁 1 次，
　　　　续水再煎，如此，2 次合并煎汁，去渣，熬至稠膏状，
　　　　兑入蜂蜜（1∶1.5），微熬即成。

【食法】每服 10 毫升，每日 2 次，开水化服。

锁阳桑椹膏

【配方】锁阳 500 克　桑椹 500 克　蜂蜜 200 克

【功效】补肾阳，益精血，润肠通便。用于阳虚精亏所致产后大便难、腰膝无力、尿频遗尿、不孕等。

【制法】锁阳、桑椹以水浓煎 2 次，去渣，合并药汁，入砂锅内文火熬膏状，加入蜂蜜，微炼成膏，瓷瓶贮收。

【食法】每日早、午、晚，各以酒或热汤送服 10 克。

产后小便不通

葵心炖猪肉

【配方】向日葵髓心 30 克　猪瘦肉 100 克

【功效】养血利尿。用于气血两虚型产后小便不通。

【制法】向日葵髓心、猪肉分别洗净，猪肉切成块，与葵心同入砂锅，加水炖制。

【食法】至肉烂时，去葵心不用，吃肉喝汤。

黄芪猪肠汤

【配方】黄芪 60 克　猪小肠 1 具　黑豆 30 克　赤小豆 30 克

【功效】益气利尿。用于气虚型产后小便不通。

【制法】将黑豆、赤小豆洗净装入猪肠内，用清水将猪肠与黄芪同炖至熟去药渣。

【食法】吃肠及豆，喝汤。

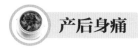 **产后身痛**

巴戟酒方

【配方】巴戟天 50 克　牛膝 20 克　石斛 20 克　花椒 10 克　生姜 20 克　羌活 10 克　当归 30 克　白酒 1000 毫升

【功效】祛风散湿，通经活络。用于产后风痹脚弱急痛、行履不能。

【制法】上七味用白酒浸泡 2 周。

【食法】口服，10~20 毫升，每日 3 次。

黄芪炖猪蹄

【配方】当归 20 克　黄芪 30 克　怀牛膝 25 克　防风 15 克　猪蹄 1 对　盐适量

【功效】养血益气，温经通络。

【制法】将猪蹄洗净切块，当归等四味药用纱布包好，共入锅煮，待猪蹄煮熟透后加入盐调味。

【食法】每两日 1 剂，分 2 次服食；连用 5~7 剂。

干姜茯苓粥

【配方】干姜 60 克　茯苓 20 克　川芎 12 克　防风 12 克　粳米 60 克　大枣 5 枚

【功效】养血益气，温经通络。

【制法】将干姜、茯苓、川芎、防风水煎取汁，加入洗净的粳米、大枣煮粥。

【食法】每日 1 剂，连用 5~10 剂。

【配方】薏苡仁 50 克　干姜 10 克　木瓜 3 个　蜂蜜 200 克

【功效】养血祛风，散寒除湿。

【制法】将薏苡仁洗净，木瓜蒸熟去皮，捣为泥，拌入蜂蜜；干姜、薏苡仁一起煮粥，将熟时加入木瓜泥，略煮后食用。

【食法】每日 1 剂，连用 15~20 剂。

薏仁干姜粥

【配方】枸杞子 30 克　山药 30 克　狗脊 20 克　粳米 60 克　红糖适量

【功效】补肾，强腰，壮骨。

【制法】将枸杞子、山药、狗脊水煎取汁，加入洗净的粳米煮粥，熟后加入红糖服食。

【食法】每日 1 剂，连用 7~20 剂。

枸杞粥

产后恶露不绝

【配方】党参 5 克　黄芪 10 克　鹿角胶 5 克　艾叶 5 克　益母草 5 克　当归 10 克　粳米 100 克　砂糖适量

【功效】补气摄血。用于产后恶露过期不止，量多色淡质稀，少腹坠胀，神疲，懒言，面黄。

【制法】将党参、黄芪、艾叶、益母草、当归入砂锅，煎煮取浓汁，再入粳米、鹿角胶、砂糖煮粥。

【食法】趁温服食。

【注意】阴虚火旺所致者忌用。

参胶益母粥

鸡冠花蛋

【配方】红鸡冠花 1 个　鸡蛋 2 枚

【功效】活血化瘀。用于血瘀型产后恶露不绝。

【制法】水煎放鸡蛋。

【食法】顿服。

阿胶五味子糊

【配方】阿胶 10 克　五味子 10 克　大米粉 30 克

【功效】补血止血。用于阴虚型产后恶露不绝。

【制法】先将五味子水磨，加入阿胶、大米粉，煮成糊状。

【食法】服食，每日 1 次，连服数日。

参芪粥

【配方】黄芪 20 克　党参 15 克　白术 12 克　大米 60 克

【功效】健脾益气。用于气虚型产后恶露不绝。

【制法】先将前 3 味药用干净布包好煎汤，再入大米煮成粥。

【食法】食用，每日 1 剂，连服 5~7 日。

 产后汗证

五味枸杞茶

【配方】五味子 5 克　枸杞子 5 克

【功效】补肾滋阴。用于肾虚自汗。

【制法】上 2 味同放入茶杯中，沸水冲泡。

【食法】代茶饮。

【配方】糯稻根 30 克　泥鳅鱼 90 克　食用油适量

【功效】滋阴止汗。用于产后盗汗。

【制法】泥鳅洗净,用食用油煎至金黄,用清水 2 碗煮糯稻根,
　　　　煮至 1 碗汤时, 放进泥鳅煮汤。

【食法】调味, 吃鱼饮汤。

【配方】白术叶 3~5 克

【功效】补气固气。用于气虚卫外不固之自汗。

【制法】将叶揉碎为粗末, 放入茶杯内, 沸水冲泡。

【食法】代茶饮。

【配方】红枣 100 克　红糖适量

【功效】补气养血。用于体虚自汗。

【制法】将红枣、红糖水煎。

【食法】代茶饮。

【配方】浮小麦 30 克

【功效】益气止汗。用于神倦乏力, 自汗, 畏寒喜暖。

【制法】上药加水煎汤取汁。

【食法】代茶饮。

小麦山药茶

【配方】浮小麦 30 克　山药 30 克

【功效】健脾益气止汗。用于自汗、盗汗、体瘦疲倦、多梦者。

【制法】浮小麦用布袋包，同山药共煎成汤。

【食法】去渣代茶饮。

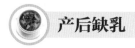 **产后缺乳**

参芪鱼块煲

【配方】党参 9 克　黄芪 9 克　当归 9 克　鲫鱼 300 克
食盐少许　葱、姜各 5 克　清汤适量

【功效】补益气血，通乳。

【制法】1.鲫鱼去肠肚、整理洗净，切成小段放入沸水锅烫
一下（去腥味），捞入砂煲中，注入清汤待用。

2.砂煲上火，加入党参、黄芪、当归、食盐、葱姜
片，先用旺火炖至汤沸，再转用小火炖至鱼熟，
去药渣留鱼及汤即可食之。

【食法】作正餐菜肴食，连食数日。

漏芦小米粥

【配方】漏芦 9 克　香附 9 克　小米 50 克　青皮 6 克　红糖适量

【功效】理气解郁。用于产后肝郁气滞引起乳汁不足者。

【制法】1.先将漏芦、香附、青皮放入药锅，倒入适量清水，
上火煎十几分钟，然后去药渣留药汁待用。

2.小米淘洗干净，入锅注入适量净水，先用旺火煮
至汤沸，再转用小火熬熟。

3.将药汁兑入粥锅中，撒入红糖，用勺按一个方向
搅匀即可。

【食法】每日早、晚各食 1 次。

【配方】鲫鱼 250 克　水发冬菇片 25 克　春笋片 50 克

香菜 25 克　食盐、白糖、葱、姜、清汤、香油适量

【功效】温中补虚，健脾通乳。用于妇女产后乳汁不足，甚至全无，乳房柔软而无胀感，神疲食少者。

【制法】1.将鲫鱼去肠肚、整理洗净，折去尾尖，提着鱼尾，放入沸水锅中略烫（去黏液和腥味）。

2.冬菇片、春笋片洗净，香菜去根洗净切段待用。

3.鲫鱼放汤盘中，将笋片、香菇片放在鱼身上，加入食盐、白糖、葱姜片及适量清汤，上笼隔水蒸熟，取出汤盘。

4.把香油淋入盘中，撒香菜即可食用。

【食法】每日食 1~2 次，连食数日。

【配方】白芷 3 克　柴胡 9 克　当归 9 克　大米 50 克

冰糖少许

【功效】疏肝理气，养血通乳。用于产后肝郁气滞，乳汁不足者。

【制法】1.白芷、柴胡、当归入药锅，倒入适量清水，置火上煎十几分钟后，去药渣留汁倒入杯中备用。

2.大米淘洗干净，入另一锅中加入适量净水，上火煮粥。

3.将药汁兑入粥锅里，撒入冰糖，用勺按一个方向搅均匀。

【食法】每日食 2 次，早、晚食即可。

【配方】当归 9 克　漏芦 9 克　郁金 6 克　金丝小枣 10 枚　白糖少许　粳米 50 克

【功效】解郁疏肝。用于肝郁气滞，产后乳汁少者。

归芦小枣粥

【制法】1.当归、漏芦、郁金入药锅，加适量清水置火上煎十几分钟，去药渣留汁。

2.粳米入锅淘洗干净，放入净水置火上煮粥如常法，待粥八成熟放入洗净的小枣再煮。

3.待粥熟兑入药汁调匀，再撒入白糖即可。

【食法】每日食 2 次，早、晚各 1 次。

【配方】猪蹄 1 只　红枣 10 个　葱、姜各 10 克　酱油、料酒、食盐、味精适量

【功效】养血通乳，健脾补血。

红枣猪蹄

【制法】1.猪蹄去毛、整理洗净，从中间切成两半，于沸水锅中烫一下，捞出。

2.锅内加入清汤、红枣、葱姜片、酱油、料酒、食盐，上火煮至烂熟时，下味精调匀即可。

【食法】每日早、晚各食半只。

【配方】黄芪 9 克　当归 9 克　猪蹄 1 克　酱油、食盐、葱、味精适量

【功效】补虚通乳。用于产后气血虚亏，乳汁不足者。

芪归猪蹄

【制法】1.猪蹄去毛、整理洗净，入沸水锅中烫一下，捞入砂煲中，加入清汤待用。

2.砂煲上火，倒入酱油，加入食盐、葱段炖至八成熟，放入黄芪、当归、味精煮熟即可。

【食法】每日 1 次，连饮食数日（食前去药渣）。

【配方】川芎 6 克　漏芦 9 克　柴胡 9 克　燕麦片 50 克
　　　　冰糖少许

【功效】活血养血，疏肝解郁，通络下乳。

【制法】1.川芎、漏芦、柴胡入锅，加入适量净水，先用旺
　　　　　火煎至汤沸，再转用小火煎 10 分钟后，去药渣留汁。

　　　　2.将燕麦片放入粥锅，加适量清水，置火上煮粥。

　　　　3.将药汁慢慢倒入粥锅中，冰糖压碎末撒入锅内，
　　　　　用勺按一个方向搅匀即可。

【食法】每日 1 次，早、晚食即可。

芎芦
燕麦粥

【配方】瓜蒌 12 克　青皮 6 克　漏芦 9 克　大米 50 克
　　　　蜂蜜少许

【功效】理气通乳。用于肝郁缺乳者。

【制法】1.瓜蒌、青皮、漏芦入锅，加适量清水，置火上先
　　　　　用旺火烧至汤沸，再转用小火煎 10 分钟后，去药
　　　　　渣留汁。

　　　　2.大米放入锅中淘洗干净，加适量清水置火上煮粥。

　　　　3.待粥熟倒入药汁，淋入蜂蜜，用勺按一个方向搅
　　　　　匀即成。

【食法】每日早、晚各食 1 次，连食数日。

瓜蒌
蜂蜜粥

桔梗桂花粥

【配方】桔梗 6 克　通草 3 克　香附 9 克　大米 50 克
　　　　桂花少许　冰糖适量

【功效】理气，通络，下乳。用于产后肝郁气滞引起乳汁不足的女性可食之。

【制法】1.桔梗、通草、香附入锅加水适量，置火上煎十几分钟，去药渣留汁。
　　　　2.大米淘洗干净，入锅加适里净水煮粥；粥熟倒入药汁，撒入冰糖、桂花搅匀即可。

【食法】每日早、晚各食 1 次。

产后乳汁外溢

黄芪鸽脯

【配方】黄芪 9 克　熟地 9 克　鸽脯肉 100 克　葱、姜、食盐、味精适量

【功效】补气固摄，养血滋阴。用于凡产后乳汁自出，量少质稀，神疲，周身乏力，乳房柔软，舌淡的女性，可作食疗品。

【制法】1.鸽脯肉洗净切成小块，放入砂锅中，注入清汤，加入葱姜片、食盐，置火上，先用旺火烧开锅，再转用小火炖至鸽脯烂熟。
　　　　2.将黄芪、熟地、味精放入砂锅中，煮至鸽肉熟透，捡去药渣，食鸽肉饮汤。

【食法】每日早、晚各食 1 次，每次食 50~100 克。

参归乳鸽煲

【配方】人参3克　当归9克　乳鸽1只　葱、姜、食盐、香油适量

【功效】补气养血，固摄乳汁。

【制法】1.乳鸽整理洗净，切成小块，入砂煲中加入葱姜末、食盐及清汤，置火炖至八成熟。

2.将人参、当归入锅，淋入香油炖至乳鸽熟烂时，去药渣，食肉饮汤。

【食法】每日1次，连食数日。

【注意】体质壮健，内热盛者，不宜食之。

桂圆拼全鸽

【配方】鲜桂圆肉30克　净乳鸽1只　葱、姜、食盐、料酒、味精适量

【功效】养血安神，补气固摄。用于体虚乳汁自出者。

【制法】1.净乳鸽放入砂锅中，加入清汤、葱姜片、食盐、料酒，上火炖熟，撒入味精调匀，再捞出沥水，放入盘中待用。

2.将桂圆肉围在盘边，拼成桂圆全鸽即成。

【食法】每日可食1次，连食数日。

山药鹌鹑煲

【配方】黄芪9克　山药9克　净鹌鹑2只　葱、姜、食盐、味精适量

【功效】益气固摄。用于气虚乳汁自出者。

【制法】1.洗净鹌鹑入锅，加入山药（去皮洗净切块）、黄芪、葱姜片、食盐及清汤上火炖熟。

2.将味精撒入砂煲中，捡去黄芪，食山药、鹌鹑肉饮汤。

【食法】每日食1次，可连食数日。

【配方】炒麦芽 30 克　香附 10 克　白芍 9 克　冰糖少许

【功效】理气，清肝，回乳。

【制法】1.炒麦芽、香附、白芍入锅，加入适量清水待用。

2.锅上火，先用旺火煎至汤沸，再转用小火煎十几分钟，去药渣留汁。

3.将冰糖压碎，放入杯中，倒入药汁，用勺不断搅匀即可。

【食法】每日早、晚各饮 1 杯，连食数日。

冰精麦芽香附饮

【配方】橘核 6 克　青皮 9 克　香附 9 克　冰糖适量

【功效】行气、散结、回乳。用于肝经郁热所致乳汁自出、心烦易怒者。

【制法】1.橘核、青皮、香附入药锅，加入适量净水，上火煎十几分钟，去药渣留汁。

2.取一小碗放入压碎的冰糖，慢慢倒入药汁，用勺搅匀即可。

【食法】每日早、晚各饮 1 杯。

冰糖橘核饮

【配方】陈皮 9 克　柴胡 6 克　炒麦芽 30 克　大米 50 克
白糖适量

【功效】行气，开郁。

【制法】1.陈皮、柴胡、炒麦芽入锅，加适量清水，置火上煎煮几分钟，去药渣留汁。

2.大米淘洗干净，入锅加水上火煮粥。

3.粥熟倒入药汁，放入白糖，搅匀即成。

【食法】每日食 2 次，可连食数日。

陈皮麦芽粥

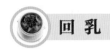

回 乳

蒲曲汤

【配方】蒲公英 30 克　神曲 30 克

【功效】回乳。

【制法】上药加水 600 毫升，煎至 300 毫升。

【食法】分 2 次服，并将药渣用纱包好，放在乳房热熨。

麦芽退乳汤

【配方】麦芽 120 克

【功效】回乳。用于产后退乳，或断乳时乳房肿痛、发热恶寒等。

【制法】麦芽用微火炒黄，以水 400 毫升，煎至 200 毫升。

【食法】分 1~2 次服。

豆豉炒米饭

【配方】淡豆豉 100 克　粳米 100 克　植物油、精盐适量

【功效】回乳。

【制法】起锅下油，先投入淡豆豉炒香，再放米饭和精盐，翻炒均匀。

【食法】1 次食完。

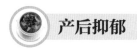 产后抑郁

【配方】荔枝核 15 克　小茴香 10 克　橘核 15 克
　　　　粳米 50 克

【功效】行气通经。用于肝气郁结所致产后抑郁症，不孕。

荔枝桔核
茴香粥

【制法】先将荔枝核、橘核、小茴香一起水煎，滤取药液备用，
　　　　用药液将粳米煮粥。

【食法】于月经结束一天开始早晚各服 1 剂，连服 1 周，又
　　　　于下一个月经周期再服，连用 3 个月。

【配方】鲜香橼 1 个　白糖 15 克

【功效】舒肝解郁。

香橼饮

【制法】将香橼洗净，切片与白糖放入碗内，加盖，放锅内
　　　　隔水蒸 3 小时，至香橼熟透。

【食法】每日 1 剂，分 2 次饮服。

【配方】酸枣仁 10 克　天冬 12 克　麦冬 12 克　白糖 15 克
　　　　大米 100 克

【功效】滋阴降火，镇心安神。

枣仁
二冬粥

【制法】将酸枣仁、天冬、麦冬水煎，去渣取汁，与大米煮粥，
　　　　粥熟加入白糖搅溶。

【食法】每日 1 剂，分 2 次服食。

甘麦大枣汤

【配方】甘草 10 克　小麦 60 克　大枣 10 枚，夜交藤 30 克　柏子仁 15 克

【功效】养心安神。

【制法】将甘草、小麦、大枣、夜交藤、柏子仁水煎，去渣取汁。

【食法】每日 1 剂，分 3 次饮服。

百合大枣饮

【配方】百合 30 克　大枣 10 枚

【功效】养心安神。

【制法】将百合、大枣水煎取汁。

【食法】每日 1 剂，分 3 次饮服。

龙眼大枣茯苓粥

【配方】龙眼肉 15 克　大枣 10 枚，茯苓 15 克　大米 100 克

【功效】养心健脾，益气补血。

【制法】将龙眼肉、大枣、茯苓、大米共煮成粥。

【食法】每日 1 剂，分 2 次服。

沙参玉竹粥

【配方】沙参 15 克　玉竹 15 克　白糖 15 克　大米 100 克

【功效】滋阴降火，镇心安神。

【制法】将沙参、玉竹用布包，与大米同煮粥，粥成加入白糖搅溶。

【食法】每日 1 剂，分 2 次服食。

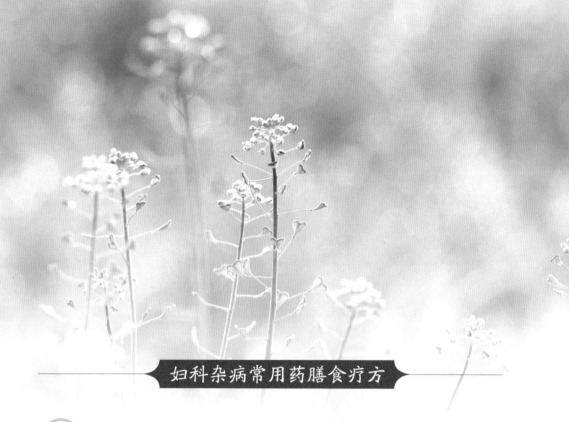

妇科杂病常用药膳食疗方

 外阴瘙痒症

桃仁粥

【配方】桃仁（去皮尖）10克　粳米50克

【功效】活血润燥。用于外阴瘙痒症。

【制法】将桃仁研碎，与米同入锅，加适量水煮成粥食用。

【食法】早餐温热服食。7~10天为1疗程。

红枣炖泥鳅

【配方】红枣15克　泥鳅30克　食盐适量

【功效】养血润肤。用于外阴瘙痒症。

【制法】将泥鳅、红枣洗净，加水同入锅炖煮，待熟时加盐调味即成。

【食法】饮汤，吃红枣、泥鳅，隔日1次，7次为1疗程。

冰糖银耳

【配方】银耳 10 克　冰糖 150 克　竹叶 5 克　白茅根 30 克
　　　　金银花 3 克

【功效】凉血润燥，熄风止痒。用于血热所致外阴瘙痒症。

【制法】1.将竹叶、白茅根各洗净，加适量水煎煮，反复 3 次，
　　　　　将 3 次药汁合并备用。
　　　　2.再将银耳用温水浸泡胀开，洗净后与药汁同入锅，
　　　　　小火煎至银耳烂熟后加冰糖调匀，最后把洗净的
　　　　　金银花撒入银耳汤，稍煮沸即可服食。

【食法】早晚餐服食，5~7 天为 1 个疗程。

健脾冬瓜粥

【配方】精大米 50 克　冬瓜 150 克　羊肉末 50 克
　　　　山药 100 克　精盐、味精适量

【功效】健脾祛湿，润肤止痒。用于湿蕴肌肤所致外阴瘙痒。

【制法】大米洗净入锅，加适量水煎煮至八成熟时，将冬瓜、
　　　　山药（去皮，切小块）、羊肉末同入锅内，待粥煮
　　　　至熟烂后加入精盐、味精调味，即可食用。

【食法】早晚各服食 1 次，5~7 天为 1 个疗程。

五味子酒

【配方】五味子 60 克　白酒（40 度）300 毫升

【功效】养阴补肾，清肺降火。用于外阴瘙痒症、脂溢性脱发、
　　　　皮肤瘙痒症、神经经性皮炎等。

【制法】将五味子置盛白酒的容器内，浸泡 7 昼夜，弃液取酒，
　　　　贮净瓶备用，

【食法】每次 3~10 毫升，每日 2 次，10~15 天为 1 个疗程。

败酱草炖猪大肠

【配方】猪大肠一条　败酱草 30 克　绿豆 50~100 克　盐适量

【功效】清热祛风。用于外阴瘙痒症。

【制法】将绿豆洗净，加适量水煮 20 分钟，再加入洗净的猪大肠内，两端扎紧，与洗净的败酱草一起炖熟，加盐调味即成。

【食法】饮汤，吃大肠、绿豆，隔日 1 次。7 次为 1 个疗程。

双花茶

【配方】生槐花 10 克　凌霄花 10 克　绿茶 15 克

【功效】清热凉血，熄风止痒。用于皮肤瘙痒症(血热蕴肤型)。

【制法】将生槐花、凌霄花用温水略泡，洗净去蒂，与绿茶一起用沸水冲泡，加盖焖 10 分钟即可饮用。

【食法】代茶频饮，5~7 天为 1 个疗程。

 绝经后骨质疏松症

牛膝椹杞饭

【配方】牛膝 30 克　桑椹 30 克　枸杞子 30 克　粳米 80 克　白糖 20 克

【功效】滋阴补肾。用于老年女性肝肾亏损所致骨质疏松。

【制法】将牛膝、桑椹、枸杞子、粳米淘洗干净，放入锅中，加水适量并加入白糖，文火煎煮焖成米饭。

【食法】随餐食用。

补骨养筋汤

【配方】骨碎补 20 克　丹参 5 克　麦冬 5 克　桂枝 5 克
枸杞子 10 克　黄芪 10 克　排骨 250 克　盐适量

【功效】强壮筋骨，活血通络。用于骨质疏松所致筋骨酸痛、
腰膝酸软。

【制法】将所有药材装入纱布袋中，与排骨一同置锅中，加
水 2000 毫升炖煮约 20 分钟，煮至排骨熟后，加盐
调味即可食。

【食法】佐餐食用。

杜仲牛骨汤

【配方】杜仲 30 克　骨碎补 15 克　牛骨 500 克　料酒、葱、
姜、食盐、味精、五香粉、麻油适量

【功效】补肝肾，强筋骨。用于肝肾亏损所致骨质疏松，症
见腰脊酸疼、足膝痿弱。

【制法】1.先将杜仲、骨碎补分别洗净，晒或烘干，切碎或
切成片，装入纱布袋中，扎紧袋口备用。

2.将新鲜牛骨洗净，砸成小段或砸碎，与药袋同放
入砂锅，加水适量，武火煮沸，淋入料酒，改用
文火煮 1.5 小时，取出药袋，加葱花、姜末、精盐、
味精、五香粉，再烧至沸，淋入麻油即可。

【食法】佐餐当汤，随意服食，当日吃完。

沙苑子茶

【配方】沙苑子 10 克

【功效】补肾强腰。用于老年骨质疏松症之腰痛。

【制法】沙苑子洗净捣碎，用沸水冲泡。

【食法】代茶饮。

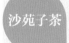

苁蓉杜仲汤

【配方】巴戟天 30 克　肉苁蓉 20 克　杜仲 30 克　生姜 10 克　牛腿骨 200 克　盐适量

【功效】补肾壮阳，强壮安膝。用于骨质疏松症。

【制法】把牛骨去掉膻味，打成小块，与上药、生姜同入锅内，煮沸后，用小火煮 4 小时，加盐调味即成。

【食法】随餐食用。

猪骨汤

【配方】猪骨 300 克　鸡血藤 30 克　黑豆 30 克　盐适量

【功效】补肾活血，通经止痛。用于骨质疏松症，风湿痹痛。

【制法】黑豆泡软，与鸡血藤、猪骨一同入锅，加水，用武火煮沸，用文火煲熟后加盐调味即成。

【食法】佐餐食用。

枸杞甲鱼汤

【配方】枸杞子 30 克　淮山 50 克　骨碎补 20 克　活甲鱼 1 只　熟猪油、葱、姜、料酒、鸡汤、酱油、精盐、鸡精、香油适量

【功效】滋阴补肾，益气健脾。用于骨质疏松、骨质增生、性机能减退神经衰弱者食用。

【制法】1.诸味中药加工后，入布袋；甲鱼宰杀放血，用水焯后入盆中，用水洗净后放入开水锅中捞出。

2.炒锅置旺火上，下熟猪油烧八成热，放入葱、姜炸出金黄色香味时，加料酒、鸡汤、酱油、精盐烧沸倒入砂锅中，下甲鱼、药包，加盖炖约 2 小时，拣出葱姜、药包，撒入鸡精，淋入香油。

【食法】佐餐食用。

【配方】黑豆 500 克　山茱萸、当归、熟地、补骨脂、菟丝子、旱莲草、五味子、枸杞子、黑芝麻各 10 克　食盐 100 克

【功效】补肾益精，强筋壮骨。用于适用于老年骨质疏松症属阴精不足者。

法制黑豆

【制法】1.黑豆用温水泡 30 分钟；将诸药装纱布袋中，扎口，放铝锅内煮，每 30 分钟取汁 1 次，共取 4 次。

2.将液汁合并，放铝锅中，加入黑豆、盐，先用武火煮沸，转用文火煎至药液干涸。

3.将黑豆晒干，装罐备用。

【食法】随意嚼食。

【配方】虾仁 250 克　肉苁蓉 10 克　鸡蛋 2 个　面粉 150 克植物油、姜汁、葱、精盐、发酵粉、黄酒、味精适量

【功效】补肾阳，益精血。用于适用于老年骨质疏松症肾阳不足者。

苁蓉虾球

【制法】1.肉苁蓉用少许水煮 20 分钟，去渣取汁。

2.鸡蛋打入碗内搅匀，与肉苁蓉汁、面粉、姜汁、葱花、精盐、发酵粉搅成蛋粉糊。

3.虾仁加黄酒、盐、味精略渍，拌入蛋粉糊中。

4.锅置火上，加植物油，烧至四成热时，用小汤匙将虾仁糊下锅内炸至金黄色，出锅装盘即成。

【食法】随意食用。

二子延年茶

【配方】枸杞子 10 克　五味子 5 克　白糖适量

【功效】补虚滋阴。用于老年骨质疏松症。

【制法】将枸杞子、五味子捣烂，加白糖适量，用开水冲泡。

【食法】不拘时代茶徐饮。

二仙糖醋排骨

【配方】猪肋骨 250 克　淫羊藿 10 克　仙茅 5 克
　　　　仙鹤草 10 克　淀粉、白糖、醋、酱油、盐适量

【功效】补肾阳、强筋骨，祛风湿，止痹痛。用于肾阳虚型
　　　　骨质疏松症。

【制法】将猪排洗净切块；再将淫羊藿、仙茅、仙鹤草放入
　　　　纱布袋中，与排骨共放入锅中，加水煮至排骨熟烂，
　　　　排骨汤只剩 200 毫升时，弃去药袋，排骨捞出，入
　　　　铁锅中煸炒，排骨汤中加入淀粉、糖、醋、酱油、盐，
　　　　搅成糊状，加入排骨中收汁勾芡出锅。

【食法】随意食肉。

甲鱼补肾汤

【配方】甲鱼 1 只（约 500 克）　枸杞子 30 克　熟地黄 15 克
　　　　姜、葱、盐适量

【功效】滋补肝肾，滋阴凉血。用于肝肾阴虚所致骨质疏松症。

【制法】将甲鱼洗净去肠杂、头甲，切块，同洗净的枸杞子、
　　　　熟地黄放入锅中，加葱姜及水适量，文火炖熟，加
　　　　盐调味即成。

【食法】食肉喝汤。

【配方】仙灵脾 15 克　菟丝子 10 克　金樱子肉 10 克　制狗脊 10 克　酒制女贞子 20 克　苏打 10 克　老发面浆 1000 克　白糖 500 克　鸡蛋 7 个

【功效】补肾强身。用于老年骨质疏松症肾虚所致的腰酸足软、头晕、耳鸣、眼花等。

补肾强身糕

【制法】1.将仙灵脾、菟丝子、金樱子肉、制狗脊、女贞子去净灰渣，加工烘干研成细末。

2.老发面浆入盆，加白糖搅拌均匀。

3.鸡蛋去壳入盆内，搅打起泡，倒入发面盆内，加入中药末，再用力搅匀，蒸时加苏打，再搅均匀。

4.将蒸笼内铺一张干净湿纱布，放入方形木架，将面浆糊倒入，厚 3 厘米，盖上笼盖，旺火开水蒸 30 分钟至熟，翻扣于案板上，晾凉划成块即成。

【食法】佐餐食用。

 ## 性欲低下

【配方】羊肉 500 克　当归 20 克　熟地黄 20 克　龙眼肉 30 克　木香 5 克　盐适量

【功效】益气补血，温中补虚。用于心脾两虚所致久无欲念、精神萎靡、心悸、气短、失眠、食欲不振、舌质淡、苔薄白。

归地炖羊肉

【制法】将当归、熟地黄、龙眼肉、木香先以浸泡约 20 分钟，羊肉切块，于旺火上略炒 5 分钟，与上药一起放入砂锅，加清水、盐，煨到肉烂即成。

【食法】吃肉喝汤。

莲子粥

【配方】莲子肉 50 克　糯米 50~100 克　冰糖适量
【功效】气血双补，健脾养心。用于思虑不解，心脾两伤，或素体多病，气血亏虚，心神失养则少欲望，性欲日衰，精神萎靡，心悸气短。
【制法】用水同煮莲子、糯米成粥，加冰糖即成。
【食法】每日分 2 次吃。

麦芽舒肝饮

【配方】麦芽 20 克　陈皮 10 克　玫瑰花 3 克
【功效】疏肝理气。用于肝气郁结所致精神抑郁，烦躁易怒，不思情欲或偶尔为之，毫无兴趣，乳房胀痛等。
【制法】上药加开水浸泡约 5 分钟。
【食法】代茶饮。

归杞佛手茶

【配方】当归 10 克　枸杞子 10 克　佛手 10 克
【功效】疏肝养血。用于情志不遂、肝失疏泄、所致性欲遏抑、胸闷不舒、情欲不思、乳胀痛经、舌淡、脉弦细。
【制法】上药加开水浸泡约 5 分钟。
【食法】代茶饮。

枸杞韭籽茶

【配方】枸杞子 20 克　韭菜籽 10 粒　红茶 5 克
【功效】调阴补阳，益肾强精。用于肾阳虚所致性欲低下、头晕耳鸣、腰酸肢冷、神疲乏力、夜尿多。
【制法】将上药煎煮取汁，或浸泡于开水中约 10 分钟。
【食法】代茶饮。

人参茶

【配方】人参 5 克　绿茶 10 克　五味子 5 克　麦冬 20 克
　　　　甘草 5 克

【功效】补气养阴，安神定志。用于过用心神，两伤心脾，性欲
　　　　渐少，久无欲念，失眠烦躁，以口干、心悸明显者。

【制法】上药加水浸泡后，加热煮沸。

【食法】代茶饮。

双花麦芽饮

【配方】茉莉花 5 克　素馨花 5 克　红茶 5 克

【功效】疏肝解郁，宽心安神。用于肝气郁结所致情志不遂、
　　　　性欲低下、精神抑郁、烦躁失眠、乳房胀痛、纳呆
　　　　腹胀等。

【制法】上药沏开水，加适量糖。

【食法】代茶饮。

 乳腺增生

芍香益母粥

【配方】白芍 9 克　香附 9 克　当归 9 克　益母草 10 克
　　　　粳米 50 克　红糖适量

【功效】疏肝散结。

【制法】1.白芍、香附、当归、益母草入锅，加水置火上煎
　　　　　十几分钟，去药渣留汁待用。
　　　　2.粳米淘洗干净，入锅加水上火煮粥。
　　　　3.粥熟倒入药汁，撒入红糖调匀即可。

【食法】每日早、晚各食 1 次，连食数日。

【配方】益母草 9 克　陈皮 6 克　沙田柚 30 克　白糖适量

【功效】活血散瘀，行气散结。用于肝气郁结，瘀血引发的
　　　　乳腺增生者。

**益母
柚子饮**

【制法】1.益母草、陈皮入锅，沙田柚洗净切片亦放入锅中，
　　　　　加适量净水，置火上煎几分钟，去药渣留汁。
　　　　2.将药汁倒入杯中，加入白糖，用勺按一个方向搅
　　　　　匀即可。

【食法】每日 1 次，连饮数日。

【配方】当归 9 克　香附 10 克　柚子 30 克　白糖适量

【功效】活血散结。

**归香
柚子饮**

【制法】1.柚子洗净，去核切成片，与当归、香附一同入砂
　　　　　锅，注入适量清水，置火上，先用旺火烧至汤沸，
　　　　　再转用小火煎十几分钟。
　　　　2.将药渣去掉，把药汁倒入杯中，放入白糖，用勺
　　　　　搅匀即可。

【食法】每日早、晚各饮 1 杯，7 日为一疗程。

【配方】郁金 9 克　青皮 6 克　鸡血藤 10 克　益母草 9 克
　　　　冰糖少许

【功效】理气散结，活血化瘀。用于气滞血瘀所致乳腺增生。

**郁金
青皮饮**

【制法】1.郁金、青皮、鸡血藤、益母草入锅，加入适量清水，
　　　　　置火上煎十几分钟，去药渣留汁。
　　　　2.将冰糖压碎，放杯中，倒入药汁用勺搅匀即可。

【食法】每日 2 次，连饮数日。

159

参考文献

［1］陈贵廷，王国辰.百病中医药酒疗法［M］.北京：学苑出版社，1994.

［2］张湖德.妇女药膳［M］.北京：中国科学技术出版社，1995.

［3］蔡武承，陈吉雄.家庭保健药膳制作400法［M］.北京：华文出版社，1993.

［4］冉小峰.历代名医良方注释［M］.北京：科学技术文献出版社，1983.

［5］中国中医研究院.蒲辅周医疗经验［M］.北京：人民卫生出版社，2006.

［6］高溥超.乳房病饮食疗法［M］.赤峰：内蒙古科学技术出版社，2001.

［7］肖承悰.现代中医妇科治疗学［M］.北京：人民卫生出版社，2004.

［8］郭志强，张宗芳.中医妇科治疗大成［M］.石家庄：河北科技出版社，1997.

［9］俞长芳.滋补保健药膳食谱［M］.北京：中国轻工业出版社，1987.